Kohlhammer

Der Autor

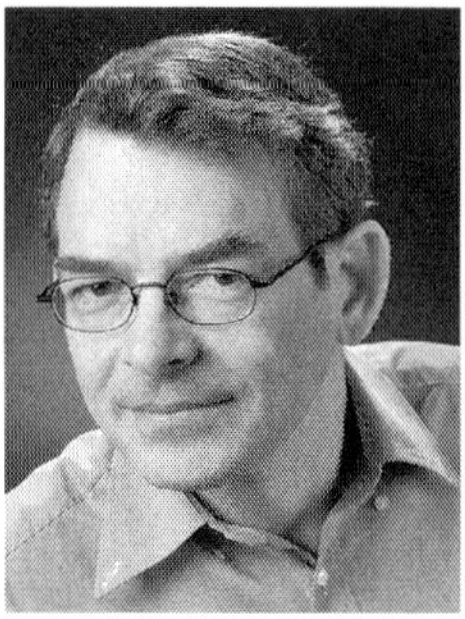

Dr. med. Burkhard Voß ist Neurologe, Psychiater und Psychotherapeut mit eigener Praxis in Krefeld. Nach Studium und Facharztausbildung leitete er von 2001 bis 2004 den Sozialpsychiatrischen Dienst der Stadt Krefeld. Seit Jahren schreibt er regelmäßig Kolumnen und Glossen für diverse Zeitschriften. Interessensschwerpunkt ist hierbei die Kritik der Medikalisierung und Psychologisierung der Gesellschaft.

Burkhard Voß

Psychopharmaka und Drogen

Fakten und Mythen in Frage und Antwort

Verlag W. Kohlhammer

Für Anna

1. Auflage 2020

Gesamtherstellung: W. Kohlhammer GmbH, Stuttgart

Print:
ISBN 978-3-17-037074-6

E-Book-Formate:
pdf: ISBN 978-3-17-037075-3
epub: ISBN 978-3-17-037076-0
mobi: ISBN 978-3-17-037077-7

Wenn ich noch in irgendetwas Vertrauen hatte, dann in Chemie.
Benjamin von Stuckrad-Barre

Danksagung

Ganz herzlich möchte ich mich zunächst einmal bei meinen Patienten bedanken, die mir alles über Wirkungen und Nebenwirkungen von Psychopharmaka und Drogen erzählt haben, die sie im Laufe ihres Lebens eingenommen bzw. konsumiert haben. Hört man ihnen genau zu, erfährt man so manches, was nicht in Lehrbüchern oder Beipackzetteln zu lesen ist.

Rechtsanwältin Anja Kroppen las das Kapitel »Rechtliche Fragen« gegen und brachte es auf den juristisch neuesten Stand. Herr Dr. Ruprecht Poensgen lektorierte gründlich und gab dem Text den letzten Schliff. In die Schriftform gegossen hat ihn schließlich Frau Elke Baumgardt, wie immer hoch engagiert und positiv. Ganz besonderer Dank gilt Herrn Ion-George Anghelescu, der meine zahlreichen Fragen zu Psychopharmaka nicht nur umfassend, sondern auch in atemberaubender Schnelligkeit beantwortete. Eine E-Mail-Antwort kam nach 2 Minuten und 37 Sekunden – Chapeau!

Krefeld, im März 2020
Dr. med. Burkhard Voß

Geleitwort

von Ion-George Anghelescu

Die Psychiatrie ist ein Teilgebiet der Medizin, überschreitet dieses aber bei Weitem.

Dies ist der Leitsatz des Autors im vorliegenden Buch. Dem kann man nur zustimmen. Kein zweites Fach- bzw. Teilgebiet der Medizin ist so eng mit gesellschaftspolitischen Vorstellungen und Strömungen des Zeitgeistes verwoben. Dies wirkt sich selbstverständlich auch auf die unterschiedlichen Therapieformen aus. Waren es bis in die 50er-Jahre des letzten Jahrhunderts hinein noch tiefenpsychologische Therapien oder Psychoanalyse, die nahezu für den Goldstandard gehalten wurden, so ist es heute bei den meisten psychischen Erkrankungen die Kombination aus einer psychopharmakologischen und einer verhaltens- bzw. gesprächstherapeutischen Behandlung. Worin der Erfolg der Psychopharmaka begründet ist, aber auch welche Risiken und Abwege damit verbunden sind, dies gelingt dem Kollegen Voß in klarer und verständlicher Sprache hervorragend darzustellen. Interessant und spannend zu lesen sind zugleich auch die Historien der einzelnen Substanzen, abgerundet durch wenig bekannte Anekdoten. Wer beispielsweise weiß schon, dass Marilyn Monroe mit einem Stich in die Kapsel für eine schnellere Wirkung des süchtig machenden Medikamentes sorgte?

Abgerundet werden die Ausführungen durch Exkurse zu kontrovers diskutierten Themen wie beispielsweise die inflationäre Ausweitung des Begriffes »Psychisch krank«. Damit schließt dieses Buch eine Lücke zwischen kritischer Psychopharmakologie und aktuellen Zukunftsfragen, die das Fach der Psychiatrie betreffen und damit auch die Menschen, die in ihr tätig sind oder mit ihr als Patienten oder deren Angehörige in Berührung kommen.

Liebenburg, im Januar 2020
Prof. Dr. med. Ion-George Anghelescu

Inhalt

Einleitung

Dieses Buch wird seinen Leserinnen und Lesern die Wirkungsweise und geschichtlichen Ursprünge von Psychopharmaka und Drogen leicht verständlich und interessant zugleich nahebringen. Es wendet sich nicht nur an Ärzte und Studenten, sondern auch an interessierte Laien und Patienten, die sich über Psychopharmaka und Drogen grundsätzlich orientieren möchten.

Psychische Erkrankungen sind so alt wie die Menschheit selbst. Und von Anfang an haben die, die helfen wollten, sich nicht nur religiöser Rituale, Gebete oder aufbauender Gespräche bedient, sondern ebenso versucht, durch chemische Substanzen den Geist zu beeinflussen. Die meisten dieser Substanzen werden heute als Drogen gehandelt. Die ersten Psychopharmaka, die nach wissenschaftlichen Kriterien entwickelt wurden, lösten Anfang der 50er-Jahre des letzten Jahrhunderts fast eine Revolution in der Psychiatrie aus. Allmählich setzte sich von da an die Erkenntnis durch, dass psychische Erkrankungen mit der Biologie des Gehirns und der Genetik ebenso viel zu tun haben wie mit frühkindlichen Erfahrungen und psychosozialem Stress.

Vielleicht werden einige Leser im Laufe der Lektüre dieses Buches darüber verwundert sein, dass den historischen und philosophischen Aspekten ein so breiter Raum gegeben wird. Der Einsatz von Psychopharmaka ist jedoch eng mit den (sich kontinuierlich weiterentwickelnden) Strömungen des jeweiligen gesellschaftlichen Zeitgeistes verbunden. So war es bis weit in den 1980er-Jahren unter Psychotherapeuten nahezu verpönt, Psychopharmaka bei ihren Patienten überhaupt einzusetzen. Der Erfolg dieser Substanzen im weiteren Verlauf hat aber dazu geführt, dass Psychotherapeuten inzwischen schon seit vielen Jahren ihre Patienten zu Psychiatern schicken, um durch eine begleitende psychopharmakologische Behandlung eine gelingende Psychotherapie erst zu ermöglichen.

Zu beobachten ist zugleich, dass manche Psychopharmaka gezielt dazu eingesetzt werden, jenseits von psychischen Erkrankungen kognitive Leistungen und Konzentration zu verbessern. Der Begriff »Hirndoping« bringt dies auf den Punkt. Schon im Jahr 2000 bemerkte hierzu ein US-amerikanischer Arzt ohne Ironie: »Die Leistungen im Studium hängen von der Qualität bestimmter Apotheken am Ort ab« (Fukuyama 2004, S. 67). Die Bewertung menschlichen Verhaltens und dessen Klassifikation als psychische Erkrankung sollte deswegen immer im jeweiligen historischen Kontext gesehen werden.

Dieses Buch möchte somit als eine Entdeckungsgeschichte der Psychopharmaka mit sozialpsychologischer Grundierung verstanden werden, der auch die regelmäßig eingeflochtenen historischen Anekdoten dienen. Die Grundlage dazu bildeten die Fragen, die mir Patienten in meiner über 20-jährigen klinischen Tätigkeit stellten.

1 Psychopharmaka – Grundlagen

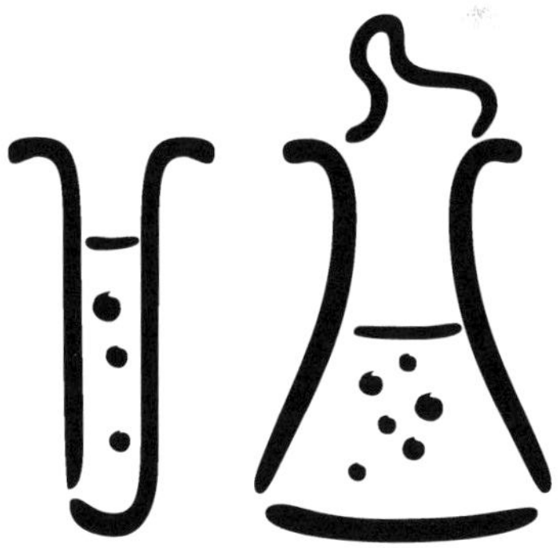

1.1 Was sind Psychopharmaka?

Das Wort Psychopharmaka stammt aus dem Griechischen. Psycho heißt Seele, Pharmakon die Gabe, das Gift. Nimmt man diese weite Definition, dann sind auch Drogen gemeint, die zur Schmerzlinderung oder zur Flucht in eine Phantasiewelt eingesetzt werden. Substanzen dieser Art gibt es wahrscheinlich, seit es Menschen gibt. So war Kokain in der religiösen Kultur und Lebenspraxis der indigenen Bevölkerung Südamerikas tief verwurzelt. Es ließ den vom Schicksal Gebeutelten seine Sorgen vergessen und vertrieb Müdigkeit und Hungergefühle.

1.2 Seit wann gibt es Psychopharmaka?

Die Sumerer wandten schon 4000 Jahre vor unserer Zeitrechnung Opium in Form von Schlafmohn zur besseren Duldung von chronischen und schmerzhaften Erkrankungen an. Wandernde Ärzte in der Antike verabreichten Sterbenden eine Mischung aus Opium und Wein. Aus einem ca. 1600 vor Christus stammenden Papyrus geht Palmwein als Arzneibestandteil hervor. Bier wurde zuerst von den Ägyptern gebraut.

Die Geschichte der Psychopharmaka im engeren Sinne beginnt mit dem Neuroleptikum Chlorpromazin Anfang der 1950er-Jahre, welches erstmals eine effektive Behandlung der Schizophrenie ermöglichte (▸ Kap. 3.8).

Exkurs: Krankheit oder Störung?

Die Ursache der meisten psychischen Erkrankungen wird heute im Wesentlichen auf biologische, psychische und soziale Faktoren zurückgeführt. Man geht immer mehr davon aus, dass biologische, psychische und soziale Faktoren sich keinesfalls ausschließen, sondern im Gegenteil ergänzen. Obwohl nur schwer nachvollziehbar, ist die zunehmende Auffassung in der modernen Psychiatrie diejenige, dass es keinen wesentlichen Unterschied zwischen organischen und psychischen Erkrankungen gibt. Die Gewichtung ist jedoch jeweils eine andere. Während bspw. bei Morbus Alzheimer oder Hirntumoren die biologischen Faktoren die maßgebliche Rolle spielen, liegt der Schwerpunkt von Erkrankungen wie Depressionen, Phobien, Angsterkrankungen etc. auf der Psychodynamik. Unter Psychodynamik versteht man u. a. die bewussten und unbewussten Motive unseres Verhaltens sowie die Grundlagen ihrer Entstehung durch biographische Einflüsse.

Auch wenn Fachkreise heute zu Recht das sog. triadische System nicht mehr als zeitgemäß betrachten, bietet das mit ihm verbundene Modell weiterhin einen ersten, didaktisch einfachen Zugang zum Verständnis der unterschiedlichen psychiatrischen Erkrankungen (▸ Abb. 1.1).

Jede psychische Veränderung oder Erkrankung kann im Rahmen dieses Modells einer Spitze des Dreiecks zugeordnet werden. Wie eingangs erwähnt, lassen die Erkenntnisse der letzten Jahrzehnte eine solche strikte Trennung dieser Erkrankungseinheiten nicht mehr zu. Beispielsweise spielen auch bei den endogenen Psychosen psychodynamische Faktoren eine Rolle und bei neurotischen Störungen biologische. Am besten

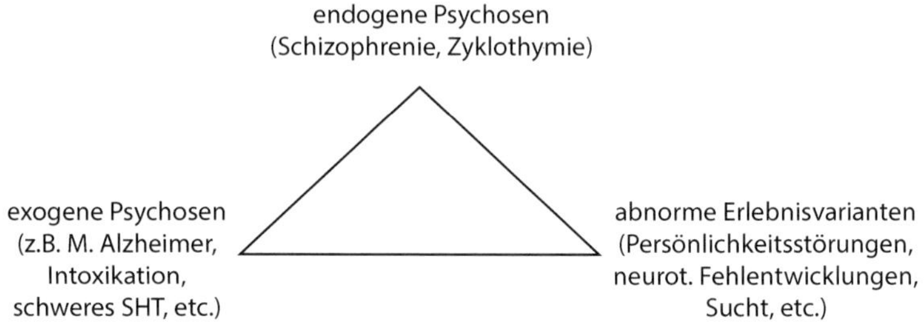

Abb. 1.1: Das triadische System zur Einordnung psychiatrischer Erkrankungen (aus Voß 2019, S. 101; Abdruck mit freundlicher Genehmigung des Adlerstein Verlags, www.adlerstein-verlag.de)

abgrenzbar sind immer noch die exogenen Psychosen, bei denen immer eine morphologische Veränderung des Gehirns gefunden werden kann, z. B. bei traumatischen Hirnschädigungen, Morbus Alzheimer, Morbus Pick, usw.

Da eine klare Zuordnung oft nicht möglich ist, versucht die heutige Psychiatrie auf Begriffsbildungen wie etwa Neurose, Psychose und Endogenität zu verzichten. Stattdessen wird eine beschreibende Klassifikation bevorzugt.

Die Stigmatisierung psychischer Erkrankungen ist ein großes Thema. Abweichendes, unerwünschtes oder sonst wie nicht konformes Verhalten wurde in der Vergangenheit häufig als psychisch krank etikettiert, um mit dieser Instrumentalisierung unliebsame Zeitgenossen wegzusperren und mundtot zu machen. Um eine solche Stigmatisierung von vorherein zu vermeiden, wurde in der internationalen Klassifikation für psychische Erkrankungen der Begriff »Psychisch krank« durch »Störung« ersetzt. Was im Umkehrschluss jedoch nicht heißt, dass es psychische Erkrankungen nicht gäbe. Sie sind keine reine

Erfindung, wie dies bspw. schon vor vielen Jahren der Psychiater Thomas Szasz in seinem Buch »Schizophrenie – das heilige Symbol der Psychiatrie« (1982) und weitere Autoren der antipsychiatrischen Bewegung behauptet hatten. Wie er eine solche These mit seiner Tätigkeit als psychiatrischer Oberarzt in einer Klinik vereinbaren konnte, ist nicht bekannt.

Auch wäre es irrsinnig zu behaupten, dass alle Organe und Organsysteme des Menschen prinzipiell erkranken können, aber das komplexeste Organ, das Hirn, gerade nicht.

1.3 Verändern Psychopharmaka die Persönlichkeit?

Dass ein katholischer Priester nach Einnahme eines Antidepressivums zum Kommunismus konvertiert und Erster Sekretär der linken Partei seines Landes geworden ist, ist noch nicht berichtet worden. Ebenso gibt es keine Hinweise, dass Politiker der Grünen nach Einnahme eines Psychopharmakons zu erzkonservativen Patriarchen wurden. Trotzdem ist die Frage, ob Psychopharmaka eine persönlichkeitsverändernde Wirkung besäßen, eine der häufigsten Fragen, die Patienten stellen. Die Befürchtung liegt ja auch quasi auf der Hand, denn wenn ein Pharmakon die Psyche beeinflusst, warum sollte es dann nicht in der Lage sein, die Persönlichkeit ändern? Keine Panik! Je nachdem, welche Gruppe von Psychopharmaka verordnet wird, beeinflussen diese die Stimmung, reduzieren Ängste, fördern Wachheit oder Kognition und je nach Nebenwirkungsspektrum können sie auch schon mal das Gegenteil bewirken. Aber die Besonderheit des einzelnen

Menschen, seine Grundeinstellungen in kulturellen, politischen und ethischen Fragen, kurz die Eigenschaften, die ihm seine individuelle unverwechselbare Struktur verleihen, verändern sie nicht. Wie alle anderen Medikamente werden auch Psychopharmaka, je nach Substanz, nach einigen Stunden bis Tagen aus dem Organismus wieder ausgeschieden und dann sind per definitionem sowohl ihre positiven als auch negativen Wirkungen nicht mehr nachweisbar.

1.4 Können Psychopharmaka aggressiv machen?

Ein wenig thematisiertes Phänomen. Andererseits nicht zu vernachlässigen. Wenn Amphetamine bei ADHS eingesetzt werden, führen sie zu besserer Konzentration, vermehrter Aufmerksamkeit und Ausgeglichenheit (▸ Kap. 5.12). Werden sie vom Gesunden eingenommen, führt es zu Antriebssteigerung und Euphorie, was auch schon mal in Impulsdurchbrüche und Aggressivität einmünden kann. Eine längere Einnahme kann mit einem erhöhten Risiko einer Psychose einhergehen.

In seltenen Fällen können auch Antidepressiva aggressiv machen. Nach psychoanalytischer Auffassung ist die Depression eine Wendung der Aggression gegen sich selbst. Wenn diese nach innen weniger und nach außen mehr wird, ist ein aggressiveres Auftreten eigentlich nicht verwunderlich. Anders als Laborwerte lässt sich Aggressivität nicht objektiv messen. Sie ist eine Sache von Auslegung und Interpretation und entzieht sich somit einer wissenschaftlich fundierten Überprüfung. Eine mögliche Erklärung, warum Aggressivität unter Antidepressiva wenig beschrieben ist. Meiner Einschätzung nach ist dies nicht automatisch eine unerwünschte Nebenwirkung und kommt auch gar nicht so selten vor. Insbesondere tritt es bei Antidepressiva auf, die auf den Noradrenalin- und Dopamin-Stoffwechsel wirken.

1.5 Können Psychopharmaka das Gedächtnis beeinträchtigen?

Insbesondere Dopamin und Acetylcholin sind Neurotransmitter, die für die Gedächtnisbildung zuständig sind. Somit ist klar, dass sowohl die älteren Antidepressiva, die häufig eine anticholinerge Nebenwirkung haben (d. h., sie heben die Wirkung von Acetylcholin auf), als auch Neuroleptika/Antipsychotika, die eine antidopaminerge Wirkung haben (d. h., sie heben die Wirkung von Dopamin auf), auch das Gedächtnis beeinträchtigen können. Bei bestimmten Psychopharmaka ist auch das genaue Gegenteil beschrieben worden. Insbesondere bei Antidepressiva, welche für krankheitsbedingte Gedächtnisstörungen als Teilsymptom der Depression verantwortlich sind. Sie können sich, insbesondere durch die neueren Antidepressiva, komplett zurückbilden. Über einen längeren Zeitraum eingenommen, können auch Benzodiazepine das Gedächtnis beeinträchtigen.

1.6 Können Psychopharmaka auch psychische Krankheiten verursachen oder auslösen?

Falsch eingesetzt ganz sicher. Neuroleptika können beispielsweise durch die antidopaminerge Wirkung eine pharmakogene Depression auslösen. Umgekehrt Antidepressiva bei der bipolaren Erkrankung eine manische Phase.

Auf einer ganz anderen Ebene verursachen Psychopharmaka, genauer gesagt deren Hersteller, für eine rasche Zunahme psychischer »Erkrankungen«. Zunächst einmal: Die Herstellung eines neuen Pharmakons, egal ob somatische oder psychische Krankheiten betreffend, verschlingt eine Unsumme Geld. Konzeption eines neuen Wirkstoffes, Tierversuche, Ethikkommissionen, Versuche an gesunden Probanden, an Patienten, etc. etc. Die dadurch entstehenden Kosten können drastisch reduziert werden, wenn einfach eine neue Krankheit ge- oder besser erfunden wird, gegen die das Pharmakon ebenfalls wirkt. Begünstigt wird dies durch die immer weitere Absenkung der Schwelle für psychisch Kranke. Beispiel: Ejaculatio praecox, vorzeitiger Samenerguss. Die ejakulationsverzögernde Wirkung der SSRI kann hier eine deutliche Besserung bewirken. Verschrieben werden kann ein Medikament allerdings nur gegen eine Erkrankung. Und schon ist aus einer physiologischen Reaktion ein diagnostizierbares Leiden geworden. Nach demselben Prinzip kann aus Schüchternheit soziale Phobie werden, noch ein Fall für die SSRI. Oder aus Trauer reaktive Depression ...

1.7 Können Psychopharmaka Depressionen auslösen?

Nicht nur internistische Medikamente wie Kortison und Beta-Blocker können Depressionen auslösen, sondern auch Psychopharmaka vom Typ der Benzodiazepine und insbesondere aus der Gruppe der Antipsychotika. Zwar werden durch den Dopaminantagonismus (▸ Kap. 3.2) Wahnideen und Halluzinationen deutlich gebessert, andererseits aber auch die positiven Wirkungen des Dopamins wie Lust, Freude und Motivation verringert, was in der Summe in eine Depression führen kann. Das soll auch der Grund sein, warum nahezu alle Schizophreniepatienten rauchen. Denn das Nikotin stimuliert in der Leber die abbauenden Enzyme der Antipsychotika. Zusätzlich hat Nikotin einen direkten Dopamin verstärkenden Effekt. Ganz so einfach ist es aber denn doch nicht, da man weiß, dass auch Psychosen selbst im Laufe der Erkrankung zu Antriebsverminderung, kognitiven Beeinträchtigungen und sozialem Rückzug führen. Dann kann es schwierig sein, die krankheitsbedingte von der pharmakogenen Depression zu unterscheiden.

1.8 Lösen Psychopharmaka epileptische Anfälle aus?

Was ist ein epileptischer Anfall? Wenn das Gehirn durch bestimmte Bedrohung, Medikamente oder belastende Umweltfaktoren (Alkohol, Flackerlicht und Schlafentzug, um die häufigsten zu nennen) gereizt wird, reagiert es mit einer synchronen Entladung der Nervenzellen, wodurch ein Krampfanfall mit Bewusstseinsverlust und abnormen Muskelzuckungen entsteht. Epileptische Anfälle, die so verursacht werden, nennt man Gelegenheitsanfälle. Eine Gelegenheit stellen auch die klassischen Antidepressiva sowie einige Psychotika dar. Doch auch wenn diese Substanzen häufig im EEG deutliche Veränderungen hervorrufen, so ist das Risiko eines Krampfanfalls doch recht gering.

1.9 Schließen sich Psychopharmaka und Psychotherapie aus?

Man kann die Psychiatriegeschichte von 1850 bis zur Entdeckung der ersten Psychopharmaka Anfang der 1950er-Jahre wie folgt zusammenfassen: Böse und biologisch orientierte Irrenärzte hielten psychologische oder gar soziale Theorien für die Entstehung von Geisteskrankheiten für Unfug und gaben sich ganz der Neuroanatomie und Neurochemie hin. Dann tauchten Ende der zweiten Hälfte des 19. Jahrhunderts Psychoanalytiker und Psychotherapeuten auf, die die biologisch Verblendeten zu Fall brachten. Psychische Erkrankungen waren von nun an die Folge von frühkindlichen Konflikten in Verbindung mit ständigen Überforderungen durch die Zumutungen der Moderne. Und schließlich war die Psychoanalyse von Sigmund Freud das Amen in der psychologischen Kirche. Wer mehr erzählen wollte, diskreditierte sich selbst.

Ab 1950 fand jedoch eine neurobiologische Revolution statt. Dass das Unbewusste der Urknall aller psychischen Erkrankungen sei, wurde drastisch relativiert. Genetik und Neurotransmitter spielten mindestens eine genauso wichtige Rolle. Somit war neben dem Marxismus die Psychoanalyse ein weiterer ideologischer Dinosaurier des 19. Jahrhunderts. Die Schatten dieses Dinosauriers reichten jedoch noch weit in die zweite Hälfte des 20. Jahrhunderts hinein. Insbesondere die antipsychiatrische Bewegung der 1960er- und 1970er-Jahre wollte von Neurobiologie nichts wissen und erklärte psychische Erkrankungen als Symptom einer kranken Gesellschaft und die psychisch Kranken als die eigentlich Gesunden. Letztlich lösten sich die einseitig biologischen und analytischen Sichtweisen im biopsychosozialen Krankheitsmodell auf, welches psychische Erkrankungen durch die Faktoren Biologie, Psychologie und soziale Umstände bedingt sieht. Die erbitterten Grabenkämpfe zwischen Psychoanalytikern und Psychotherapeuten auf der einen und biologisch orientierten Psychiatern auf der anderen Seite gehören heute Gott sei Dank der Vergangenheit an. Die Kombination aus Psychotherapie und der Einnahme von Psychopharmaka erzielt insbesondere in der Behandlung von Depressionen, Angststörungen sowie Zwangsstörungen die besten Erfolge. Rieten noch in den 1980er-Jahren viele Psychotherapeuten ihren Patienten von der Einnahme von Psychopharmaka ab, so schicken heute viele Psychotherapeuten ihre Patienten zunächst einmal zum Facharzt für Psychiatrie, damit diese Patienten durch Einnahme von Psychopharmaka erst in die Lage versetzt werden, im Rahmen einer Psychotherapie neue Sichtweisen und Verhaltensmuster zu entwickeln.

Exkurs: Die Suche nach der Ursache – nicht immer eine weise Entscheidung

Schön, wenn man die Ursache gefunden hat. Denn erst dann, und nur dann, kann man wirklich (und natürlich nachhaltig) etwas dagegen tun. Und zwar so richtig grundsätzlich, endgültig und prinzipiell.

Dieses mechanistische Denken steckt in vielen Köpfen, ob es ein deutsches Spezifikum ist, nahezu faustisch? Goethe hätte es nicht favorisiert. Jedenfalls hat der liebe Gott die Unverschämtheit besessen, Krankheiten zuzulassen, bei denen selbst im wissenschaftlichen Zeitalter die Ursache unbekannt ist – trotz Laboruntersuchungen, Ganzkörperkernspintomographien, Genanalysen, von den überaus wichtigen, flächendeckend praktizierten Knochendichtemessungen ganz zu schweigen. Dies gilt insbesondere für psychische Erkrankungen. Für Hysteriker mal dramatisch, mal interessant, für Paranoiker hochverdächtig, für Anankasten unerträglich. Und alle können unerträglich für die Psychiater werden, trotz Balint-Gruppen und kontinuierlicher Supervision. Doch nicht nur Patienten, auch ihre behandelnden Ärzte dürfen mal genervt sein. Keine Sorge, für sie ist ebenfalls professionelle Hilfe im Angebot. Berufsspezifische Burnout-Kliniken gibt es schließlich nicht nur für Lehrer, Polizisten oder Sozialpädagogen.

Bei dem manischen Schielen nach der Ursache springen auch somatische Krankheiten nicht aus der Reihe. Weder rheumatoide Arthritis, Pankreas-Karzinom, Morbus Hodgkin, Morbus Parkinson, Alzheimer, Multiple Sklerose, noch die arterielle Hypertonie, an der in den westlichen Industrienationen 50 % der über 50-Jährigen erkrankt sind, können stolz von sich behaupten, ihre Ätiologie sei bekannt. Trotz intensivster Forschungsbemühungen tut sie uns diesen Gefallen nicht. Gleiches gilt für die Schizophrenie. Die betreffenden Patienten galten im Mittelalter als vom Teufel besessen oder von bösen Dämonen verhext, im Zuge der 68er-Revolte als eigentlich Gesunde (wenigstens für Psychiater mit kritischem Bewusstsein) und spätestens seit den 1980er-Jahren überwiegend als Opfer einer biochemischen Entgleisung mit genetischem Hintergrund, flankiert von wechselhaften soziologischen Umständen. Um Missverständnissen vorzubeugen: Forschung und Wissenschaft sollen nicht diskreditiert werden. Es soll vielmehr der Weg geöffnet werden für ursachenfixierte Patienten, die sich auf die symptomatische Therapie (noch) nicht einlassen können und stattdessen stundenlang über das Drama der immer noch nicht gefundenen Ursache ihrer Erkrankung (manchmal auch Pseudoerkrankung) monologisieren. Einige wird man durch den Hinweis auf millionenfach erfolgreiche Blutdrucktherapien trotz unbekannter Ursache überzeugen können. Andere durch die Analogie vom sinkenden Schiff, wo Passagiere eilig in die Rettungsboote stürmen und niemand auf die Idee kommt, das schon längst überflutete Riesenleck abzudichten. So richtig schwierig wird es bei den Internetgläubigen mit fließendem Übergang zu Cyberchondern. Hier kann schon mal das kommunikative Geschick des Arztes an seine Grenzen stoßen. Oder an die Grenzen der Aufnahmefähigkeit der entsprechenden Zeitgenossen. Das wiederum wäre ein neuer Markt für Power-Talking-Kurse, die diese Grenzen natürlich empathisch und behutsam überwinden werden. Aber vielleicht – alle Achtsamkeit und

Empathie zum Trotz – wirkt hier ja auch der direkte Hinweis auf die digitale Demenz.

Aus Voß, B.: Die Ursache, Deutsches Ärzteblatt, Ausgabe 45, 2013. Abdruck mit freundlicher Genehmigung.

1.10 Sollten Psychopharmaka vor oder nach dem Essen eingenommen werden?

Magen-Darm-Beschwerden gehören zu den häufigsten Nebenwirkungen aller Medikamente, also auch der der Psychopharmaka. Um diese Nebenwirkung zu reduzieren bzw. erst gar nicht auftreten zu lassen, empfiehlt sich die Einnahme nach dem Essen. Eine Ausnahme ist das Antipsychotikum Ziprasidon. Dieses *muss* während des Essens eingenommen werden, da es sonst nicht hinreichend resorbiert wird.

1.11 Was ist ein Non-Responder?

Das ist ein Patient, der auf eine Behandlung nicht anspricht. Beispielsweise auf die mit einem Psychopharmakon. In der Depressionsbehandlung weiß man, dass 60 % der Patienten vom zuerst eingesetzten Antidepressivum gar nicht oder nur unzureichend profitieren. Auch nach mehreren eingesetzten unterschiedlichen Substanzen bleiben ca. 15 % von ihnen chronisch depressiv.

1.12 Wie baut der Organismus Psychopharmaka ab?

Wie die meisten Arzneimittel werden auch Psychopharmaka in der Leber metabolisiert, das heißt molekular so verändert, dass der Körper sie ausscheiden kann. Eine maßgebliche Rolle spielt hierbei das sogenannte Cytochrom-P450-System. Cytochrom heißt wörtlich übersetzt Zellenfarbe und leitet sich ab von einer charakteristischen Farbabsorbtion bei einer Wellenlänge von 450 Nanometern. Die Arzneistoffe, die hierdurch abgebaut werden, werden oxydiert – die Wasserlöslichkeit wird dadurch erhöht und die Ausscheidung begünstigt.

Bedeutsam ist die Variante Cytochrom-Isoenzym3A4, durch welches mehr als die Hälfte aller Arzneimittel abgebaut wird. Dieses Enzym kann durch Grapefruitsaft gehemmt werden. So gesund Fruchtsäfte auch prinzipiell sein mögen, Grapefruitsaft kann insbesondere bei älteren Menschen, die häufig eine Vielzahl von Medikamenten einnehmen müssen, dazu führen, dass die Konzentrationen im Blut in toxische Bereiche kommen – bis hin zu letalen Nebenwirkungen.

Cannabis wird ebenso über das Cytochrom-ISO-Enzym3A4 abgebaut. Wer Cannabis raucht und gleichzeitig Grapefruitsaft konsumiert, kann seinen Rausch auf mehrere Tage ausdehnen.

1.13 Psychopharmaka und Schwangerschaft, kann das gut gehen?

Wie alle Medikamente sollten auch Psychopharmaka in der Schwangerschaft sehr zurückhaltend eingesetzt werden. Andererseits können bspw. schwere Depressionen, die mit Verwahrlosung und suizidalen Handlungen einhergehen, oder akute Psychosen mit eigengefährdenden Handlungen ebenfalls die Schwangerschaft erheblich beeinträchtigen. Es kommt also ganz darauf an. Wenn eine rezidivierende Depression bekannt ist, die schon zu mehrfachen Suizidversuchen geführt hat, würde man das Antidepressivum sicherlich beibehalten. Zumal die neueren Antidepressiva, die auf den Serotoninstoffwechsel einwirken, nur ein sehr geringes Risiko einer embryotoxischen Wirkung haben. Auch beim Stillen sind die Konzentrationen in der Muttermilch so gering, dass keine Wirkung auf den Säugling zu befürchten ist. Da in der medizinischen Forschung sehr viel im Fluss ist, können und sollten sich sowohl Patienten als auch Ärzte regelmäßig im Internet auf www.embryotox.de auf den neuesten Kenntnisstand bringen.

1.14 Können Persönlichkeitsstörungen durch Psychopharmaka geheilt werden?

Was überhaupt ist eine Persönlichkeitsstörung? Eine Persönlichkeitsstörung liegt dann vor, wenn bestimmte persönliche Merkmale, die jedem bei sich oder bei anderen bekannt sind, einen solchen Ausprägungsgrad aufweisen, in einer solch ausgeprägten Form vorhanden sind (wobei deren Ausmaß individuell ganz unterschiedlich ausfallen kann), dass sie sowohl für den Betroffenen als auch für seine Mitmenschen mit erheblichen Schwierigkeiten und Leidensdruck einhergehen. Man geht heute davon aus, dass sowohl genetische als auch Umweltfaktoren zur Ausformung einer Persönlichkeitsstörung beitragen, wobei die genetischen Faktoren in ihren Auswirkungen zu überwiegen scheinen. Die Diagnose einer Persönlichkeitsstörung sollte erst im Erwachsenenalter gestellt werden, da es erfahrungsgemäß in der Kindheits- und Jugendentwicklung noch zu deutlichen Änderungen in der Persönlichkeit kommen kann. Analog zur Persönlichkeit handelt es sich auch bei der Persönlichkeitsstörung um individuelle, relativ stabile und die zeitlichen Abläufe überdauernde Eigenschaften, die grundsätzlich kaum veränderbar sind. Schon von daher sind die therapeutischen Aussichten recht begrenzt, unabhängig vom therapeutischen Verfahren. Deswegen werden Psychopharmaka bei Persönlichkeitsstörungen und der infolge der Störung aufgetretenen und besonders belastenden Symptomatik eingesetzt, beispielsweise Antipsychotika bei psychosenahen Zuständen im Rahmen der Borderline-Persönlichkeitsstörung oder Antidepressiva bei depressivem Verharren, unabhängig von der Art der Persönlichkeitsstörung. Psychopharmaka können also die begleitenden *Symptome* positiv beeinflussen, genau wie die Persönlichkeit können sie jedoch nicht die Persönlichkeitsstörung selbst ändern.

1.15 Verursachen Psychopharmaka Haarausfall?

Eine gar nicht so seltene Frage von Patienten. Zu beobachten ist dies manchmal bei Valproinsäure, ein Medikament, das als Stimmungsstabilisator eingesetzt wird. Überspitzt formuliert sieht es sonst genau andersherum aus, Psychopharmaka wirken gegen Haarausfall. Trotz aller fruchtlosen Vitamin- und Spurenelementebestimmungen ist Haarausfall häufig ein Symptom von psychosozialen Belastungen und Stress. In Extremsituationen, beispielsweise als Frontsoldat im Kriegseinsatz, kann während eines einzigen Tages das gesamte Kopfhaar ausfallen. Haarausfall ist mit vielen psychischen Erkrankungen assoziiert, beispielsweise Angsterkrankungen, Depressionen oder Erschöpfungszuständen. Bei Rückgang der entsprechenden Symptomatik nimmt dann auch der Haarausfall ab.

1.16 Welche Psychopharmaka werden zur Verbesserung der geistigen Leistungsfähigkeit eingesetzt?

Doping gibt's nicht nur im Sport. Der gezielte Einsatz von Psychopharmaka zur Steigerung der intellektuellen Fähigkeiten wird auch als Neuroenhancement bezeichnet. Vorzugsweise kommen die Substanzen Methylphenidat und Modafinil in Betracht. Methyphenidat wirkt über die vermehrte Dopaminfreisetzung (▸ Kap. 5.12). Da eine vermehrte Dopaminfreisetzung aber auch mit einer euphorischen Stimmungslage verbunden ist, ist der Einsatz dieser Substanz immer mit einer Suchtgefährdung verbunden. Der Einsatz zur Verbesserung von Prüfungsergebnissen bei Studenten ist schon längst keine Rarität mehr.

Die Wirkungsweise von Modafinil ist noch nicht ganz geklärt. Es verbessert in erster Linie die Wachheit, dämpft die Müdigkeit und kann somit indirekt die geistige Leistungsfähigkeit optimieren. In den USA ist es freiverkäuflich und wird regelmäßig von Managern zwecks besserer Bewältigung des Arbeitspensums eingesetzt. Die Substanz löst jedoch indirekt über eine Induktion der abbauenden Enzyme eine Wirkabschwächung hormoneller Kontrazeptiva aus, so dass sie bei Frauen zu einer unerwünschten Schwangerschaft führen kann.

Ebenso ist eine Wirkabschwächung von antiepileptischen Medikamenten beschrieben.

1.17 Was ist Gehirndoping?

Doping gibt es nicht nur im Sport. Der faustische Versuch, sich zu perfektionieren, ist wohl ein Wesenszug des Menschen. Unter Hirndoping, auch Neoroenhancement (neuronale »Steigerung«) genannt, versteht man den gezielten Einsatz von Psychopharmaka zur Verbesserung der kognitiven Leistung, also Aufmerksamkeit, Konzentration, Kurzzeitgedächtnis. Es sind auf Substanzen beruhende Medikamente, die eigentlich zur Behandlung von Krankheiten konzipiert waren, aktuell für ADHS, Narkolepsie oder Demenzen. So setzen US-amerikanische Studenten schon seit Jahrzehnten das Amphetamin Methylphenidat, das zur Therapie von ADHS entwickelt wurde, zur Verbesserung ihrer

Examensleistungen ein. Die erzielten Noten spiegeln also auch Reinheit und Qualität dieses Medikamentes wider. Gezielt eingesetzt wurden Amphetamine schon im II. Weltkrieg von allen kriegführenden Staaten zur Erhöhung der Kampfkraft ihrer Soldaten. Heute wird es u. a. auch dazu gebraucht, den deutlich gestiegenen Anforderungen der Arbeitswelt gerecht zu werden. Mancher Arzt benutzt es, um Patientenberichte schneller zu diktieren. In diesem Sinne wird auch das Modafinil eingesetzt, ein verschreibungspflichtiges Medikament, welches eigentlich für die Behandlung von Narkolepsie und exzessiver Tagesmüdigkeit gedacht war. Seine Wirkung im ZNS ist der Hirnstamm, wo der Schlaf-Wach-Rhythmus geregelt wird. Wie es biochemisch genau wirkt, ist noch unbekannt.

In den USA ist es frei erhältlich und wird schon seit Jahrzehnten von Managern zum Frühstück eingeworfen. Es erhöht Aufmerksamkeit und Wachheit. Wie hat es einmal eine Bankerin beschrieben, die zuvor durch Einschlafen auf langweiligen Fortbildungsveranstaltungen auffiel: »Voller Erfolg. Kein Hauch von Müdigkeit und auch am späten Vormittag war ich noch voll konzentriert.«

Moralisch fragwürdig? Mag sein, aber wie steht es um den Wirkstoff Donepezil, welches gegen Demenzen, insbesondere der Alzheimer Demenz eingesetzt wird und zur Wirkung hat, dass im Gehirn vermehrt der Neurotransmitter Azetylcholin zur Verfügung gestellt wird? Experimente im Flugsimulator haben ergeben, dass gesunde Piloten nach Einnahme des Wirkstoffs deutlich bessere Flugleistungen absolvieren konnten. Die meisten Menschen würden den Einsatz des Medikamentes in dieser konkreten Situation befürworten und hätten keine moralischen Bedenken. Mit Oxytocin, einem Hormon der Hirnanhangdrüse, wird der Bereich der Kognition verlassen. Es bewirkt emotionale Veränderungen, reduziert Angst und fördert Vertrauen und Bindung.

Physiologischer Weise wird es vermehrt beim Sexualakt ausgeschüttet und führt bei Schwangeren zur Kontraktion der Gebärmutter.

Der Mangel an Vertrauen und insbesondere Bindung ist eine charakteristische Symptomatik des Autismus und schon tausende Eltern von autistischen Kindern haben ihre Ärzte dazu gebracht, Oxytocin-Nasenspray zu verschreiben. Die Langzeitwirkungen von außen zugeführtem Oxytocin auf das Gehirn über Jahre und Jahrzehnte sind aber noch völlig unbekannt.

Exkurs: Warum Selbstoptimierung nicht immer eine gute Idee ist

Im atomaren und subatomaren Raum tritt Energie bekanntermaßen in Quanten auf. Und falls Elementarteilchen ein Bewusstsein haben, könnte es sich beim sog. Quantified Self nicht um eine Art selbstinduzierte Quantenphysik handeln? Das wäre ja noch spannend. Ganz ohne Physik geht es aber nicht, wenn peinlich genaue Erfassungen, Messungen, Digitalisierungen und Speicherungen von Körperfunktionen die neuen leuchtenden Planeten am Himmel körperfixierter und überdrehter Zeitgenossen sind. Diese wollen messen und gemessen werden. Was sinnvoll für Spitzensportler und chronisch Kranke ist, muss für die dazwischen liegenden Menschen auch irgendwie verwertbar sein. So oder ähnlich könnte der etwas bizarre Gedankengang gewesen sein, der dann in die Zahlengläubigkeit abbog. Motto der Quantified-Self-Anhänger: Selbsterkenntnis durch Nummern. Nur Genies kriegen solche Sätze hin. Da gibt es nicht nur Blutdruck und Puls, in Verbindung mit sportlichen Aktivitäten kommen Schrittmenge, Atemfrequenz, Kalorienverbrauch, Verbrennung von Körperfett und der Pulsfrequenzvariabilität eine enorme Bedeutung zu. Bis zur Pulshysterie und zum wahnhaften Bedeutungserleben ist es da wohl nicht mehr allzu weit. Einfach so loslaufen – das geht gar nicht, könnte man fast schon einen berühmten Merkel-Satz zitieren. So manch einer vom Vermessungsrausch Erfasster lebt auch seine exhibitionistischen Persönlichkeitsanteile aus und stellt Klogänge und Orgasmen ins Netz – kein Scherz. Mittlerweile gibt es zu diesem Thema internationale Konferenzen, nicht nur mit Anwendern, sondern auch mit Unternehmensvertretern aus der Gesundheitsbranche (übrigens ein schönes Wort aus der noch schöneren ökonomisierten Welt). Ich verirrte mich einmal auf eine solche Konferenz und hörte mir einen Vortrag an, wo Schlafsensoren die Rechts- und Linksseitenlage zeitlich erfassten und daraus einen Quotienten bildeten. Plötzlich musste ich lachen, worauf ein beredtes Schweigen den Seminarraum beherrschte. Bei so vielen Zahlen kann der Humor schon mal auf null gehen. Dass die totale Erfassung und Digitalisierung nur der Gesundheit dient, das glaubt selbst Lieschen Müller nicht, selbst nicht in Zeiten, wo Gesundheit zu einer Ersatzreligion geworden ist. Bei Quantified-Self handelt es sich schlicht und ergreifend um eine digital-numerologische Variante der Selbstverliebtheit, des Narzissmus. Mit erheblichen Nebenwirkungen. Gab es in den 1970er-Jahren noch die Hypochonderin und den Hypochonder, die sich zur romantischen Röntgenbilderschau bei einem guten Glas Wein am Kamin trafen, konnte das Gespräch schon mal in angenehmere Dimensionen des Daseins driften. Nicht so der moderne Quantified-Self-Single: Bei Registrierung einer Pulsfrequenzzunahme um mehr als 10 % des Normalwertes geht es ab in den Google-Dschungel, um atypischen Formen der koronaren Herzkrankheit, latenten Hyperthyreosen, vegetativen Dysbalancen oder endokrinen Tumoren hinterherzujagen. Dass das Kernproblem supranasal und zwischen den Ohren liegt, wird meistens nicht wahrgenommen. Kein Problem. Unser grenzwertig überfordertes Gesundheitssystem freut sich schon jetzt auf die Pseudopatienten mit selbstinduzierten hypochondrischen Befürchtungen, die auf eine allumfassende Abklärung drängen. Wer viel misst, misst Mist. Oder, um es mit den Worten des berühmten Historikers Jacob Burckhardt zu sagen: Je präziser wir verfahren, umso sicherer gehen wir in die Irre.

Also, laufen Sie einfach los, ihr Körper wird Ihnen schon sagen, wann er genug hat.

Aus Voß, B.: Vermessen – Quantified Self, Deutsches Ärzteblatt, Ausgabe 14, April 2016. Abdruck mit freundlicher Genehmigung.

2 Antidepressiva

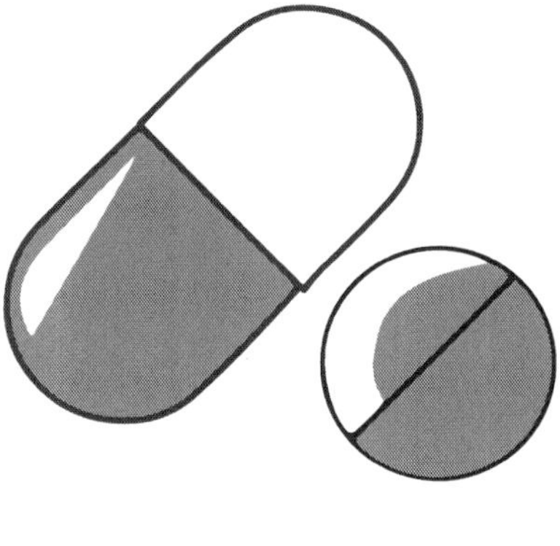

2.1 Was sind Antidepressiva?

Oder anders formuliert: Was ist eine Depression?

> »Das Grundleiden bei allen psychischen Depressionszuständen besteht in dem krankhaften Herrschen eines peinlichen, depressiven, negativen Affects in einem psychisch-schmerzhaften Zustand«. (Griesinger 1845, S. 152)

So der deutsche Psychiater Wilhelm Griesinger 1845, einer der Väter der biologischen Psychiatrie, der psychische Krankheiten als Gehirnkrankheiten auffasste. Auf symptomatischer Ebene kann man Depressionen als Krankheit der »Losigkeit« bezeichnen. Es bestehen Freud- und Interesselosigkeit, Initiativ- und Antriebslosigkeit, Schwunglosigkeit, Hoffnungslosigkeit, Schlaflosigkeit, Appetitlosigkeit sowie das Gefühl der Gefühllosigkeit.

Dagegen sind Substanzen mit unterschiedlichem Wirkmechanismus entwickelt worden, die nahezu alle die Neurotransmitterkonzentrationen von Noradrenalin, Serotonin und/oder Dopamin im synaptischen Spalt der Nervenzellen erhöhen.

2.2 Wie wirken Antidepressiva?

Der weitaus überwiegende Teil der Antidepressiva bewirkt eine Erhöhung der Neurotransmitter im synaptischen Spalt zwischen den Nervenzellen.

Kleiner Exkurs in biologischer Psychiatrie: Das menschliche Gehirn besteht aus mehr als 180 Milliarden Nervenzellen, den sog. Neuronen. Die Neurone bestehen aus dem Zellkörper und den davon astförmig ausgehenden Zellfortsätzen, die man in Dendriten und Axone unterteilt. Die Dendriten leiten Informationen den Zellkörpern zu, die Axone geben Informationen an andere Nervenzellen weiter. Axone und Dendriten berühren die anderen Zellkörper nicht direkt, sondern dazwischen liegt immer ein nur elektronenmikroskopisch sichtbarer, hauchdünner Spalt. Diesen Spalt überwinden die Neurotransmitter, Moleküle, welche durch den synaptischen Spalt diffundieren und nach dem Schloss-Schlüssel-Prinzip an der Membran der anderen Nervenzelle andocken und dort elektrische Impulse auslösen. Bei Depressionen liegt, wahrscheinlich in unterschiedlicher Ausprägung, eine verminderte Konzentration der Neurotransmitter Serotonin, Noradrenalin und Dopamin vor. Diese Botenstoffe gehören zur Gruppe der Monoamine, wie zahlreiche andere Hormone im Organismus. Nahezu alle Antidepressiva führen über verschiedene Wirkmechanismen zu einer Erhöhung der Konzentration dieser Neurotransmitter. Die gängigsten Prinzipien sind die Blockierung der Wiederaufnahme und dadurch fortlaufende Stimulation der Rezeptormoleküle oder durch die Hemmung des Abbaus, welches zum gleichen Resultat führt. Die Wiederaufnahmehemmer werden wie folgt unterteilt:

- Nicht selektive Monoamine-Wiederaufnahmehemmer: Hierzu gehören die klassischen, aus drei Kohlenstoffringen zusammengesetzten Substanzen, die Trizyklika, welche sowohl die Wiederaufnahme von Noradrenalin als auch von Serotonin hemmen.
- Selektive Serotonin-Wiederaufnahmehemmer (SSRI): Sie hemmen einzig die Wiederaufnahme von Serotonin.
- Selektive Noradrenalin-Wiederaufnahmehemmer (SNRI): Sie hemmen überwiegend oder einzig die Wiederaufnahme von Noradrenalin und haben sich als wenig erfolgreich erwiesen.

- Kombinierte Serotonin- und Noradrenalin-Wiederaufnahmehemmer (SSNRI): Hierzu gehören die Substanzen Venlafaxin, Duloxetin und Milnacaprin.
- Kombinierte selektive Noradrenalin- und Dopamin-Wiederaufnahmehemmer: Hier gibt es bislang nur eine Substanz, das Bupropion. Noradrenalin fördert recht gut Antrieb und Konzentration. Dopamin aktiviert, fördert Wachheit und Gedächtnis, spielt aber auch eine wichtige Rolle bei Emotionen, Motorik und der Hormonsekretion.
- Zu guter Letzt gibt es noch einen Melatoninrezeptoragonisten, der mit einem selektiven Antagonisten an Serotoninrezeptoren kombiniert ist. Es handelt sich um die Substanz Agomelatin. Die Schlafförderung wird recht rasch durch die Stimulierung der Melatoninrezeptoren erreicht. Der selektive Antagonismus an Serotoninrezeptoren vermittelt über die Verstärkung der dopaminergen und noradrenergen Neurostransmission die antidepressive Wirkung.

Generationen von Studenten und Psychiater haben diese wirkmächtige Story von der Erhöhung der Neurotransmitterkonzentration im synaptischen Spalt verinnerlicht und Designer der diversen Pharmafirmen sie in unzähligen Werbebroschüren farblich anschaulich wiedergegeben. Eigentlich eine nachvollziehbar und logische Geschichte. Doch wie auch die Sonne sich nicht um die Erde dreht, hat auch diese Geschichte einen Haken. Seit Jahrzehnten schon gibt es die Substanz Tianeptin, welche die Konzentration von Serotonin im synaptischen Spalt mindert – und genauso antidepressiv wirkt wie die Selektiven Serotonin-Wiederaufnahmehemmer (SSRI).

Wie wirken also Antidepressiva? Ehrliche Antwort: Wir wissen es nicht.

Änderungen der Neurotransmitterkonzentrationen bewirken nicht nur Antidepressiva, sondern auch Lesen, Gespräche führen, gemeinsame Unternehmungen und vieles mehr. Das fällt aber vielen Depressiven schwer. Und wenn die Depression so ausgeprägt ist, dass jemand durch Gespräche nicht mehr zu erreichen ist und seinen Alltag nicht mehr bewältigen kann, kann die Gabe von Antidepressiva nicht nur hilfreich, sondern auch dringend erforderlich sein.

2.3 Was sind die bedeutsamsten Nebenwirkungen von Antidepressiva?

Trizyklika wirken nicht nur auf Serotonin und Noradrenalin, sondern auch auf Acetylcholin, ein wichtiger Neurotransmitter des parasympathischen Nervensystems, welches u. a. Verdauungsorgane und Drüsen aktiviert. Trizyklika haben nun eine anticholinerge Wirkung, das heißt, dass sie diese Organsysteme hemmen. Somit kommt es zu den Symptomen Obstipation (Verstopfung), Miktionsstörungen (Harnverhalt), Mundtrockenheit oder auch zu Augeninnendruckerhöhungen. Deswegen dürfen Trizyklika nie beim Patienten mit Glaukom (grüner Star) gegeben werden, wo der Augeninnendruck pathologisch erhöht ist.

Da neben der Funktion im Parasympathikus Acetylcholin auch ein wichtiger Neurotransmitter im Gehirn ist, können insbesondere bei älteren Menschen oder bei Überdosierungen Gedächtnisstörungen, Verwirrtheit bis hin zum Delir auftreten. Am Herzen bewirken sie eine Verlangsamung der Pulsfrequenz. Auch eine Gewichtszunahme gehört zu den Nebenwirkungen.

SSRI haben auch eine wichtige Funktion im Stoffwechsel der Thrombozyten, das sind die Blutplättchen, die u. a. für die Blutgerinnung zuständig sind. Hierdurch wird im Resultat die Blutungszeit verlängert und es kommt in seltenen Fällen zu Blutungen, bspw. im Gastrointestinaltrakt. Die Acetylsalicylsäure (Aspirin) wird therapeutisch zur Schlaganfallprophylaxe eingesetzt. Hier ist eine Verlängerung der Blutungszeiten erwünscht, um das Risiko von Hirninfarkten zu reduzieren. In Kombination mit SSRI kann jedoch das Blutungsrisiko über das therapeutisch erwünschte hinausgehen, weshalb eine Kombination dieser beiden Medikamente sorgfältig überlegt werden sollte.

Serotoninrezeptoren befinden sich nicht nur im ZNS sondern auch im Magen-Darm-Trakt. Durch Stimulation der entsprechenden Rezeptoren erklären sich Übelkeit und Diarrhöe (Durchfall), die aber meist nach zwei bis vier Wochen verschwinden. Was wesentlich weniger verschwindet, sind die sexuellen Nebenwirkungen. Wie kann etwas, was gegen Depressionen wirkt, die Lust auf Sex vermiesen? Schuld daran ist die gegenläufige Regulation von Serotonin und Dopamin im ZNS. Steigt die Konzentration des einen, sinkt die Konzentration des anderen. Wenn Serotonin hochreguliert wird, wird Dopamin runterreguliert. Dopamin ist u. a. die biochemische Voraussetzung für Lust und Erregung. Falls diese Nebenwirkung zu ausgeprägt ist, sollte ein Präparatewechsel in Betracht gezogen werden. Recht störend kann auch die vermehrte Schweißbildung unter SSRI sein.

Selektive Noradrenalin-Wiederaufnahmehemmer (SNRI): Sie hemmen überwiegend oder einzig die Wiederaufnahme von Noradrenalin und haben sich als wenig erfolgreich erwiesen. Von dieser Wirkstoff-»Gruppe« ist derzeit in Deutschland nur eine Substanz (Reboxetin) im Handel, die sich als unzureichend wirksam gezeigt hat, so dass sie nicht mehr zu Lasten der Solidargemeinschaft verordnet werden darf. Durch Erhöhung von Noradrenalin, einem wichtigen Botenstoff des Sympathikus, treten als Nebenwirkungen Pulsrasen, Gefäßerweiterung und Appetitmangel auf. Gelegentlich auch Blutdruckerhöhung sowie Angst und Reizbarkeit.

Bei den *kombinierten Serotonin- und Noradrenalin-Wiederaufnahmehemmern (SSNRI)* treten auch die Nebenwirkungen in kombinierter Form auf, neben Übelkeit, Diarrhöe, Libidoverlust und vermehrter Schweißneigung kommt es auch zu Pulsrasen, Gefäßerweiterung, Appetitmangel sowie Angst und Reizbarkeit. Hierzu gehören die Substanzen Venlafaxin, Duloxetin und Milnacaprin.

Kombinierte selektive Noradrenalin- und Dopamin-Wiederaufnahmehemmer (NDRI): Hier gibt es bislang nur eine Substanz, das Bupropion.

Die Nebenwirkungen von Bupropion äußern sich in Agitation, Schlafstörungen, Blutdruckerhöhungen und Beschleunigungen der Pulsfrequenz.

2.4 Bei welchen Störungen, Erkrankungen werden Antidepressiva vorzugsweise angewandt?

In erster Linie natürlich bei Depressionen. Da Ängste und Depressionen eng miteinander zusammenhängen, jeder depressive Patient phasenweise Ängste bzw. Panikattacken kennt und jeder Angstpatient auch depressive Phasen hat, ergibt sich der nächste Einsatzbereich der Angststörungen. Hierfür sind vorzugsweise Antidepressiva aus der Gruppe der Trizyklika und der SSRI zugelassen. Bei Zwangserkrankungen sind Antidepressiva zwar signifikant, aber nur leicht wirksam. Die Zwangserkrankung ist eine Domäne der Verhaltenstherapie, Antidepressiva sollten nur unterstützend zum Einsatz kommen. Zugelassen sind Clomipramin aus der Gruppe der Trizyklika und einige SSRI. Im Gegensatz zu Depressionen ist die Latenzzeit deutlich verlängert auf bis zu 10–12 Wochen und es kommen höhere Dosierungen zum Einsatz.

Einen festen Stellenwert haben einige Antidepressiva auch in der Behandlung von chronischen Schmerzen, unabhängig davon, ob diese organisch oder psychogen bedingt sind. Die primär eingesetzten Schmerzmittel, wie bspw. Opiate, können dadurch in der Dosis reduziert werden, das wiederum senkt den Ausprägungsgrad von möglichen Nebenwirkungen der Schmerzmittel. Weitere Einsatzbereiche, die z. T. off-label sind (siehe unten), sind die posttraumatische Belastungsstörung, Schlafstörungen, Migräneprophylaxe, Harninkontinenz bei Frauen, Wiederauftreten von Enuresis nocturna (nächtliches Bettnässen) bei Kindern über fünf Jahren (im Rahmen eines Gesamtbehandlungskonzeptes) sowie Ejaculatio praecox (vorzeitiger Samenerguss).

Gerade bei den drei letztgenannten Beschwerden, so hilfreich im Einzelfall eine medikamentöse Therapie auch erlebt werden kann, zeichnet sich ein grundsätzliches Dilemma der psychopharmakologischen Forschung ab: Es werden nicht neue Wirkmechanismen und Substanzen erforscht, sondern für alte Substanzen neue Indikationsbereiche definiert. Es werden also Medikamente verschrieben für Erkrankungen, für die es auch bewährte nicht-medikamentöse Verfahren gibt, wie bspw. regelmäßiger Ausdauersport in der Prophylaxe der Migräne.

2.5 Wie lange sollten Antidepressiva gegeben werden?

Depressionen sind ernstzunehmende Erkrankungen. Nach einer Depression entwickeln 50 % der Patienten irgendwann im Leben eine weitere Depression. Bei mindestens jedem fünften Patienten klingt die Depression nicht vollständig ab und es bleiben Symptome in Form von mangelnder psychischer Belastbarkeit, Konzentrations- und Antriebsstörungen. Die berufliche Leistungsfähigkeit kann dadurch erheblich beeinträchtigt werden. Ungefähr 10–20 % der Patienten mit Depressionen sterben durch Suizid. Diese Zahlen machen deutlich, wie wichtig eine konsequente Therapie ist, zu der auch die medikamentöse mit Antidepressiva gehört. Das heißt im Umkehrschluss natürlich nicht, dass jeder depressive Patient Antidepressiva ein Leben lang weiternehmen muss.

Wie lange ein Antidepressivum eingenommen werden muss, ist im Einzelfall schwierig vorher zu sagen. Einigkeit herrscht darin, es immer über einen Zeitraum von 4–6 Monaten allmählich abzusetzen. Einig ist man sich auch darüber, dass nach der ersten depressiven Episode die Einnahme über mindestens 6 Monate erfolgen sollte. Wenn drei Absetzversuche gescheitert sind und es innerhalb eines Jahres erneut zu einer Depression kommt, sollte das Antidepressivum für eine sehr lange Zeit (beispielsweise 10 Jahre und mehr) weiter gegeben werden.

Faustregel: Je mehr Depressionen ein Mensch im Laufe seines Lebens erleidet, umso psychisch instabiler wird er und umso größer ist das Risiko eines erneuten Auftretens.

Exkurs: Kann eine Depression hausgemacht sein?

Selbstverständlich. Kernsymptom ist dabei der Vereinbarkeitswahn.

Was wollten Sie denn schon immer mal werden. Sie streben eine Karriere als Gehirnchirurg, Astronaut oder Bundeskanzler an? Und Sie wollen gleichzeitig für Ihre Frau der Mister Perfect sowie fürsorglicher Vater für Ihre Kinder sein? Ist doch alles kein Problem! Dafür gibt es doch mittlerweile zig Karriere-, Partner- und Familiencoaches, Elternführerscheine und Personaltraining. Das bisschen Selbstoptimierung werden Sie ja wohl noch hinkriegen. Und ansonsten können Sie ja immer noch auf Beratungsprogramme von Firmen und Universitäten zurückgreifen. Letztlich sind die dafür zuständig, dass Sie das alles auf die Reihe bekommen. Politik und Staat gibt es natürlich auch noch. Kann man sich absolut drauf verlassen. Vereinbarkeit ist Pflicht und Recht zugleich. Der größte Vorteil: Man muss sich nicht entscheiden, kann alles mitnehmen an Aufgaben, Pflichten, Erlebnissen und spannenden Gefühlen. Dieses faszinierende Hin- und Heroszilieren zwischen Job, Familie, Gassigehen und wieder zurück. Die Rente ist sicher, noch sicherer die Work-Life-Balance.

Im realen Leben muss man sich allerdings entscheiden, ob 60–70 Stundenwoche mit Aussicht auf eine Chefarztposition an einer Uniklinik oder treusorgender Familienvater. Die Work-Life-Balance ist Heuchelei, überzeugt sind von ihr nur die neunmalklugen Frettchen der Ratgeberliteratur. Wie soll der postmoderne Mensch demzufolge sein? Natürlich empathisch und gleichzeitig durchsetzungsfähig, authentisch und gleichzeitig diplomatisch, geschickt, achtsam und gleichzeitig zielorientiert, sich selbst verwirklichend und gleichzeitig sozial, selbstfürsorglich und gleichzeitig engagiert arbeitend, in sich ruhend und gleichzeitig dynamisch – wer sollte da nicht depressiv werden? So ist der kollektive Vereinbarkeitswahn ein wesentliches Einfallstor zur Volkskrankheit Depression.

Aus Voß, B.: Vereinbarkeitswahn – Beruf und Familie (und vieles mehr) müssen vereinbar sein, Neuro aktuell, Ausgabe 5, 2014. Abdruck mit freundlicher Genehmigung.

2.6 Warum wirken Antidepressiva nicht sofort?

So unterschiedlich die Wirkprinzipien der Antidepressiva sind, eines ist ihnen allen gemeinsam: sie benötigen mindestens eine, meistens zwei bis vier Wochen, bevor sie eine spürbare Wirkung entfalten. Die maximale Wirkung tritt häufig erst nach 8–12 Wochen ein. Diese Eigentümlichkeit nennt man die Wirklatenz der Antidepressiva. Die Ursache ist nicht genau bekannt. Die am meisten favorisierte Theorie geht davon aus, dass Antidepressiva die Neuentstehung von Nervenzellen in dem für Lernen und Gedächtnis zuständigen Hippocampusbereich des Gehirns fördern. Und diese Neuentstehung geschieht nicht im Handumdrehen, sondern braucht eben die o. g. Zeitspanne.

2.7 Fördern Antidepressiva Suizidalität?

Der schlimmstmögliche Ausgang einer Depression ist der Suizid. Ca. 10–20 % aller Patienten mit einer depressiven Phase sterben an einem Suizid. Und ein Medikament gegen Depressionen soll dieses Risiko erhöhen? Tatsächlich kann im Einzelfall ein Antidepressivum eine Antriebssteigerung vor einer Stimmungsaufhellung bewirken, wodurch Suizidideen in die Tat umgesetzt werden. Insbesondere bei Kindern und Jugendlichen wird die Frage eines erhöhten Suizidrisikos unter Antidepressiva kontrovers diskutiert. Bei Behandlung von Erwachsenen mit Antidepressiva besteht in der Fachwelt jedoch Einigkeit, dass diese die Suizidrate verringern, wenn eine Depression erfolgreich behandelt wird.

2.8 Warum können chronische Schmerzpatienten von Antidepressiva profitieren?

Gerade bei chronischen Schmerzen beschränkt sich die Therapie schon seit langem nicht nur auf den Einsatz von nichtsteroidalen Antirheumatika (NSA) und Opiaten. Auch Antidepressiva haben ihren festen Stellenwert. Das liegt an der Eigentümlichkeit des schmerzverarbeitenden Systems von Gehirn und Rückenmark. Dort gibt es nicht nur aufsteigende Bahnen, die die Information Schmerz zum Bewusstsein leiten, sondern auch absteigende, die eine hemmende Wirkung haben. Die entsprechenden Neurotransmitter sind Noradrenalin und Serotonin. Genau hier setzen Antidepressiva an, die die Verfügbarkeit dieser Transmitter an zentralen Synapsen erhöhen. Der schmerzlindernde Effekt tritt nicht sofort ein, sondern nach ca. ein bis zwei Wochen.

2.9 Machen Antidepressiva dick?

Der überwiegende Teil der heute verordneten Antidepressiva führt nicht zur Gewichtszunahme. Häufige Nebenwirkung ist dies bei den zuerst entwickelten trizyklischen Antidepressiva. Die Gruppe der SSRI verhalten sich meistens gewichtsneutral. Ein häufig verordnetes Antidepressivum ist die Substanz Mirtazapin. Die antidepressive Wirkung ist prinzipiell gut. Da jedoch ausnahmslos Appetitsteigerung und Gewichtszunahme auftreten, wird die eigentliche Wirkung nahezu komplett konterkariert, weshalb ich es nur noch depressiven Patienten mit Appetitstörungen und Untergewicht verschreibe. In meiner Tätigkeit als niedergelassener Neurologe und Psychiater begegnete ich 2006 einer Patientin, die unter diesem Medikament über 30 kg an Gewicht zugenommen hatte. Von einer deutlichen, wenn auch nicht so drastischen Gewichtszunahme, berichteten auch andere Patienten unter dieser Medikation. Die vermehrte Thematisierung der Problematik der Gewichtszunahme unter Antidepressiva hat dazu geführt, dass die entsprechenden Substanzen mit dieser spezifischen Nebenwirkung zurückhaltender verschrieben werden. Tatsache ist aber auch, dass manche Patienten mit Mirtazapin über Jahre hinweg gut zurechtkommen.

Die Substanz bewirkt indirekt eine Erhöhung der Neurotransmitter Noradrenalin und Serotonin im synaptischen Spalt der

Nervenzellen. Deswegen sollte es nicht mit Selektiven Serotonin-Rückaufnahmehemmern kombiniert werden, da ansonsten das Serotonin eine solch hohe Konzentration erreicht, die zum Überdosierungsphänomen des sogenannten zentralen Serotoninsyndroms führt mit den Leitsymptomen Fieber, abnorme Muskeltonuserhöhung mit gesteigerten Reflexen sowie Delir, Desorientiertheit und Übelkeit/Erbrechen. Dieses Syndrom ist potentiell tödlich.

2.10 Machen Antidepressiva abhängig oder gar süchtig?

Manche Menschen geben sich häufig der gedanklichen Beschäftigung mit den als positiv empfundenen Wirkungen (z. B. angstlösend, euphorisierend) einer bestimmten Substanz hin. Dazu wird diese Substanz gezielt eingenommen. Wo diese Menschen sind, ist auch die Substanz nicht weit entfernt. Die Betroffenen können auf Dauer nicht lange ohne diesen Stoff auskommen. Dies bezeichnet man als Abhängigkeit. Von diesen Abhängigen entwickeln einige auch eine Sucht, wo zur Erreichung der psychischen Wirkung immer größere Mengen benötigt werden und bei einem plötzlichen Weglassen Entzugserscheinungen auftreten. Antidepressiva verursachen weder Abhängigkeit noch Sucht.

Aber ich kenne Menschen, die Antidepressiva ein Leben lang einnehmen, ist das nicht ein klarer Beleg für Abhängigkeit? wird manch Skeptiker einwenden. Das ist jedoch zu kurz gedacht. Denn Depressionen können chronische Erkrankungen sein, die dementsprechend auch über die gesamte Lebensspanne behandelt werden müssen. Genauso wie Diabetes und Bluthochdruck. Niemand würde einen Diabetiker als insulinsüchtig oder einen Bluthochdruck-Patienten als Abhängigen von blutdrucksenkenden Medikamenten bezeichnen.

2.11 Warum sollten klassische Antidepressiva nicht bei Demenz gegeben werden?

Klassische Antidepressiva führen meist im Resultat zu einer Erhöhung von Noradrenalin und Serotonin im synaptischen Spalt. Das ist die Wirkung. Aber ein weiterer Neurotransmitter, der nicht so sehr für Emotionen, sondern vielmehr für die Informationsverarbeitung im zentralen Nervensystem eine überaus wichtige Rolle spielt, wird durch die entsprechende Rezeptorblockade der klassischen Antidepressiva in seiner Wirkung blockiert. Diesen Neurotransmitter nennt man Acetylcholin und die Nebenwirkung dementsprechend anticholinerge Nebenwirkung. Diese anticholinerge Nebenwirkung würde bei einer Demenz zu einer Verstärkung der Gedächtnis-, Aufmerksamkeits- und Orientierungsstörungen führen. Wenn Demenzpatienten depressiv werden, greift man auf neuere Antidepressiva zurück, die vermehrt Serotonin im zentralen Nervensystem wirken lassen und kaum anticholinerge Nebenwirkungen haben.

2.12 Ist bei einem Wechsel des Antidepressivums erneut mit einem verzögerten Wirkeintritt zu rechnen?

Der verzögerte Wirkeintritt von Antidepressiva war von Anfang an bekannt (▸ Kap. 2.6). Sehr wahrscheinlich hängt er mit der Neurogenese im Hippocampus zusammen. Wenn diese Entwicklung einmal eingeleitet ist, tritt bei einem Wechsel des Antidepressivums, beispielsweise bei unerwünschten Nebenwirkungen, diese Latenzzeit nicht mehr auf.

2.13 Ein Libidomangel ist ein häufiges Symptom bei Depressionen. Warum tritt dies auch häufig bei Antidepressiva auf, die doch gegen Depressionen helfen sollen?

Gerade die neueren Antidepressiva, die auf den Serotoninstoffwechsel einwirken und zu einer Erhöhung von Serotonin im zentralen Nervensystem führen, haben häufig sexuelle Nebenwirkungen. Und schon wieder sind wir beim Zaubermolekül Dopamin. Dies ist nicht nur verantwortlich für Aufmerksamkeit, Konzentration und Motorik, sondern auch für Euphorie und sexuelles Verlangen. Und im zentralen Nervensystem ist es, vereinfacht ausgedrückt, so geregelt, dass wenn der Serotoninspiegel steigt, der Dopaminspiegel sinkt. Und somit auch das sexuelle

Verlangen. Vermutet hatte man dies nach Einführung der Präparate ziemlich rasch, um diese Hypothese aber genau zu überprüfen, wählte man den Ejakulationslatenzzeitverzögerungstest. Hinter diesem Wortungetüm verbirgt sich ein Versuch, bei dem die männlichen Versuchsteilnehmer nach Einführung des Penis in die Vagina sowie nach dem Orgasmus jeweils eine Stoppuhr betätigen mussten. Nun wusste man es ganz genau: Insbesondere Antidepressiva mit Einwirkung auf den Serotoninspiegel verzögern die Ejakulation.

2.14 Können Vitamin D-Präparate Antidepressiva ersetzen?

Vitamine sind ihrer chemischen Struktur nach völlig unterschiedliche Substanzen. Gemeinsam ist ihnen, zum Leben (vita) ein unentbehrlicher Bestandteil zu sein. Daher der Name. Man teilt sie ein in fett- und wasserlösliche Vitamine. Sie können nicht vom Menschen synthetisiert werden, mit einer Ausnahme: Vitamin D. Daher wird es manchmal auch als D-Hormon bezeichnet. Seit langem bekannt ist die Bedeutung des Vitamins D für den Knochenaufbau durch Aufnahme von Kalzium und Phosphat. Möglicherweise kann Vitamin D auch depressiven Symptomen vorbeugen. Die Datenlage ist jedoch dünn. So klar die Wichtigkeit von Vitamin D in der Behandlung von Osteoporose ist, so widersprüchlich sind die Studien in der Behandlung von Depressionen. Vitamin D-Präparate können Antidepressiva ganz sicher nicht ersetzen. Andererseits sind Vitamin D-Präparate in der Regel gut verträglich und die zusätzliche Gabe kann durchaus sinnvoll sein, zumal Depressive ein erhöhtes Risiko für Osteoporose haben.

Exkurs: Vitamine, Obst und Gemüse, vegane Kost – kann man das auch übertreiben?

Ein satirischer Seitenhieb aus Timur Vermes' Bestseller »Er ist wieder da« (2012, S. 72 f.), wo dem scharfen bipolaren Blick des Protagonisten auch die Koch- und Ernährungsmanie der gegenwärtigen Epoche nicht entgangen ist:

> »Der Apparat sprang an ... Ich sah einen Koch, der Gemüse klein hackte ... Es mußte doch etwas Bedeutenderes stattfinden als dieser Koch! ... Kurz darauf kam auch noch eine Frau hinzu, die sich bewundernd mit dem Koch über sein Geschnipsel unterhielt ... Ich drückte die Nummer 2, und sofort verschwand der Koch, um sogleich einem anderen Koch Platz zu machen ... eine mindestens ebenso denkwürdige Amsel wie neben dem ersten Koch stand auch neben dem zweiten und bestaunte die Weisheiten dieses Rübezahl«.

Jede Epoche hat ihren Firlefanz. Etwas Bedeutenderes als Haferflocken eine ganze Nacht lang einzuweichen, bevor sie mit lactosephobischen und auch sonst hochsensitiven Darmzotten in Kontakt treten dürfen, gibt es nicht. Beim Anblick der Titel der neuen Kochbücher wie »Das vegane Familienkochbuch«, »Happy Cookbook«, »Kochen ist die beste Medizin«, »Ayurvedakochschule« oder »Clean Eating« kann einem nur noch schlecht werden. Wahrscheinlich die Folge eines unverarbeiteten Kindheitstraumas in den 1970ern, wo unsereins wöchentlich gezwungen wurde, eine grüne Pampe namens Spinat in sich hineinzustopfen, natürlich mit dem Hinweis auf den hohen Eisengehalt (»Ist gut fürs Blut«).

Grüne Korrektheitskost bekommt man heute auf allen Kanälen serviert. *An apple a day keeps the doctor away* – fragt sich nur, ob mit oder ohne Schale. Die nächste doppelblinde Kohortenstudie zu dieser alles entscheidenden Frage ist bestimmt schon in Vorbereitung. Bevor das Ergebnis steht, kann man ja noch andere Rohkostprodukte knabbern, beispielsweise eine Birne, fünf Mandeln oder zwei bis zweieinhalb Stück Trockenobst. Am Wochenende sollten Sie dann die Zwischenmahlzeiten weglassen, damit der Dünndarm wieder Ordnung schaffen kann – Stichwort freiumherschwimmende Aminosäure. Kohlenhydratmoleküle im schleimigen Darmmilieu? Da wird nichts draus im Ökokatechismus! Nach diesem soll Wurstessen ja schon das neue Rauchen sein, und der tägliche Verzehr von mehr als 50 Gramm Wurst mit einer erhöhten Wahrscheinlichkeit von Herz-Kreislauf-Erkrankungen einhergehen. Wahrscheinlich ist Wurst ein Fall für die Sondermülldeponie. »Jesus Maria, geht's noch?«, würde Cindy aus Marzahn, die lipophile Horrorfigur aller vegan getunten Ökolandwirte mit grünen Latzhosen, ins Mikrophon prusten.

Zu einer Mutter, die sich auf der Jagd nach der besten Erziehungsmethode befand, soll ein genervter Neurowissenschaftler einmal gesagt haben: »Ziehen Sie ihr Kind nicht in einem Schrank auf, lassen Sie es nicht verhungern und schlagen Sie ihm nicht mit einer Bratpfanne auf den Kopf.« Den veganen Jägern hätte er wohl geraten, den Ernährungsratgeber zum Altpapier zu geben, eine Currywurst zu bestellen und dazu lieber zwei statt einer Flasche Bier zu trinken.

Selbst Psychologen, die ihren Senf nach Abschaffung der Wurst zu Orangenstücken geben würden, wissen noch nicht genau, wie die neuen Ernährungspriester einzuordnen sind, welche Psychodynamik sie antreibt. Aber sie haben zumindest schon einen Namen für dieses bizarre Verhalten gefunden: Orthorexie, die pathologische Fixierung auf korrekte Ernährung. Die Anorektikerin isst so wenig wie möglich, der Orthorektiker so gesund wie möglich. Eine Porreestange auf dem erstbesten Gemüsemarkt kaufen? Für den Orthorektiker unmöglich. Für ihn ist nicht nur die genaue Zusammensetzung nach Vitaminen, Ballast- und Mineralstoffen wichtig, sondern auch die exakte Herkunft. Der Ahnenpass, das war einmal – der Stammbaum der Porreestange aber ist heute kaufentscheidend.

1887 schrieb Friedrich Nietzsche »Zur Genealogie der Moral«. In den fiebrigen Ausdünstungen einer politisch korrekten Ökodiktatur reicht es gerade noch für eine Genealogie der Gurke.

Aus Voß, B.: Jede Epoche hat ihren Firlefanz, Junge Freiheit, Ausgabe 41, 07.10.2016. Abdruck mit freundlicher Genehmigung.

2.15 Kann ein Antidepressivum glücklich machen?

Glück als das Eins-Sein mit seinen Hoffnungen, Wünschen und Erwartungen ist durch Antidepressiva nicht zu bekommen. Ob Amerikaner zu solch grenzenloser Naivität fähig sind, ist schwer zu beurteilen. Grund zu der Vermutung könnte das Buch des US-amerikanischen Psychiaters Peter D. Kramer geben, welches die Erfolge des ersten Seronotin-Rückaufnahmehemmers beschreibt und auf dem deutschen Buchmarkt 1995 mit dem Titel »Glück auf Rezept« erschienen ist. Der Originaltitel lautet jedoch »Listening to Prozac. A Psychiatrist Explores Antidepressant Drugs and the Remaking of the Self«. Von Glück bzw. ›luck‹ ist hier nicht die

Rede. So ist es auch in der Realität. Antidepressiva helfen in erster Linie gegen Depressionen. Das Glück kann man von ihnen nicht erwarten.

2.16 Was hat ein Raketentreibstoff mit Antidepressiva zu tun?

In den letzten Wochen des II. Weltkrieges arbeiteten die Deutschen an einer »Wunderwaffe«. Der Treibstoff Hydrazin wurde von amerikanischen Chemikern in den Abkömmling Iproniazid umgewandelt. Dies war nun ein Wirkstoff gegen Tuberkulose und hatte signifikante Nebenwirkungen auf die Psyche. Der Psychiater Nat Cline sah sich diese psychische Nebenwirkung genauer an und stellte bei Versuchen fest, dass Iproniazid auch bei Depressionen hilft. Fortan sprach er von einem aktivierenden Antidepressivum, weil die Vorläufersubstanz als energiereicher Raketenbrennstoff in der amerikanischen Weltraumfahrt von großer Bedeutung war. Für die Vermarktung eines der ersten Antidepressiva sicher nicht ganz unerheblich.

2.17 Antidepressiva und Trauerarbeit – Wie passt das zusammen?

Eigentlich gar nicht. Trauern, insbesondere nach Tod eines nahen Angehörigen, ist eine normalpsychologische Reaktion und als solche von einer depressiven Erkrankung zu trennen. In diesem

Fall, insbesondere wenn der Tod eines Angehörigen nur wenige Wochen zurück liegt, würden Antidepressiva auch keine Wirkung zeigen. Bei bestimmten psychisch vorbelasteten Menschen kann aber die Trauerarbeit bzw. Trauerbewältigung so erschwert sein, dass diese eigenständig nicht möglich ist, über Jahre persistiert und schließlich in eine manifeste Depression einmündet. Dann sprechen wir von komplizierter oder pathologischer Trauer, die von einer klinischen Depression kaum noch abzugrenzen ist und hier kann dann ein Antidepressivum durchaus eingesetzt werden.

Exkurs: Braucht Trauern überhaupt professionelle Hilfe?

1967 erschien das Buch »Die Unfähigkeit zu trauern« von den Psychoanalytikern Alexander und Margarete Mitscherlich. Gemeint war das Unvermögen der deutschen Gesellschaft in der Nachkriegszeit, die NS-Vergangenheit aufzuarbeiten. Ob die Trauerarbeit des kritischen Bewusstseins der Frankfurter Schule eine größere war, ist nicht überliefert.

Spätestens seit den 1990er-Jahren hat sich die Psychotherapie auch der Trauerarbeit hingegeben. War der Schmerz nach Verlust des Lebenspartners zu groß, gab's die Klinikeinweisung. »Irgendjemand muss sich doch darum kümmern«, meinte meine damalige Chefin in einer kleinen psychiatrischen Abteilung am linken Niederrhein. Wenn es der Einzelne oder die Gesellschaft nicht mehr kann, muss es wohl die Medizin richten, im konkreten Fall die Psychiatrie bzw.

Psychotherapie. Und wenn Hausärzte und Internisten das Jammern der Patienten nach einem Todesfall nicht mehr ertragen können, gibt's die Überweisung zum Facharzt für die Probleme, die das genervte Umfeld nicht mehr hören kann. Als niedergelassener Neurologe und Psychiater mit der Zusatzbezeichnung Psychotherapie bekam ich neulich gleich drei Patienten an einem Vormittag überwiesen, die um ihre verstorbenen Angehörigen trauerten, bei einem lag der Todesfall gerade erst vier Wochen zurück. Ob Gott mich prüfen wollte, weiß ich nicht, aber am selben Vormittag erreichten mich auch zwei Arztbriefe über stationär-psychiatrische Aufenthalte, wo die Trauerarbeit nach dem Tod des Katers bzw. nach dem Tod des Hundes ein wesentliches psychodynamisches Element für die Verlängerung des stationären Aufenthaltes war. Wie war das noch mit den viel zu wenigen Psychotherapieplätzen in Deutschland? Aber vielleicht bietet ja die tiergestützte Psychotherapie die Lösung dieses Problems. So, jetzt ist das auch raus und es geht mir deutlich besser. Der Präsident der Bundestherapeutenkammer Professor Richter hat zur Trauer nach dem Verlust einer nahestehenden Person Folgendes festgestellt:

> »Wer intensiv trauert, erfüllt zwar häufig formal die Kriterien einer Depression, ist aber nicht krank. Die meisten Trauernden verkraften ohne Behandlung den Verlust einer geliebten Person. Der Schmerz von Trauernden kann durchaus Monate oder über ein Jahr dauern und sollte nicht als behandlungsbedürftig gelten«. (Richter 2013, S. 1)

Sehr vernünftig, was von oben verkündet wird. Es spiegelt aber leider nicht die Realität an der Basis wider. Spontan fällt mir da ein Artikel in der Fachzeitschrift »Neuro aktuell« ein, der für eine Psychotherapie als Vorbereitung auf die Vaterrolle einer homosexuellen Patientin plädierte. Zurück zur Trauerarbeit. Diese ist zwar nicht die einzige Arbeit, die in Deutschland noch geleistet wird, liegt aber mächtig im Trend.

Doch ähnlich wie Helikoptermütter und Laissez-faire-Pädagogen letztlich das Gegenteil von dem erreichen, was sie erreichen wollen, wird auch Trauerarbeit durch Psychotherapie zu einer immer weiteren Absenkung der Schwelle zum psychisch Kranksein beitragen. Genau das ist aber derzeit in vollem Gange, die aktuellen internationalen Klassifikationssysteme psychischer Erkrankungen wie DSM-V und ICD-11 lassen grüßen. Um dem entgegenzuwirken bedarf es schon eines Weitblickes, wie ihn der Historiker und Sozialpsychiater Klaus Dörner hat. Wenn es zu arg wird mit der Inanspruchnahme psychologischer Hilfe empfiehlt er: Manchmal ist es die größte Hilfe, alle Hilfen zu unterlassen. Das soll nicht heißen, dass man den trauernden Patienten mit den Worten »das ist Ihr Problem« abfertigt. Aber statt reflektorisch zum Überweisungsschein zu greifen wäre es besser zu sagen: »Es ist okay, wenn du trauerst. Du darfst trauern. Trauern gehört zum Menschsein dazu und du wirst es überwinden, auch wenn es heute nicht so aussieht«.

Denn sonst wird aus so manch medizinischem Versorgungszentrum (MVZ) ein MTZ, ein medizinisches Trauerzentrum.

Aus Voß, B.: Krank ist anders, Deutsches Ärzteblatt, Ausgabe 49, Dezember 2014. Abdruck mit freundlicher Genehmigung.

2.18 Könnte man nicht die Nebenwirkung Gewichtszunahme in der Therapie Anorexia nervosa ausnutzen?

Auch wenn einfache Lösungen nicht unbedingt verkehrt sind und schon die Römer behaupteten, in simplex veritas, im Einfachen liegt die Wahrheit, so wäre ein solches Vorgehen völlig verkehrt. Sicher sind Anorexiepatientinnen phasenweise depressiv. Aber bei jedem neu verordneten Medikament, egal ob Psychopharmaka oder andere Medikamente, informieren Sie sich peinlich genau nach der möglichen Nebenwirkung Gewichtszunahme. Denn das Untergewicht bzw. der kindliche Körper ist für sie zunächst einmal der Schutz, beispielsweise vor dem Erwachsenwerden bzw. der Frauenrolle. Die Therapie der Wahl ist hier eindeutig Psychotherapie. Einfach ein Medikament vor dem Hintergrund eines solch simplizistischen Ansatzes zu verordnen wäre ungefähr so, als würde man einem wahnhaft depressiven Patienten raten, einfach die Sichtweise zu ändern und positiv zu denken.

2.19 Lithium ist wie Natrium ein salzbildendes Metall aus der Gruppe der Alkalimetalle. Wie kam man überhaupt auf die Idee, dass es bei bestimmten psychischen Krankheiten helfen könnte?

Australien 1949. Der Psychiater John Cade betreute eine geschlossen psychiatrische Anstalt und war gleichzeitig in einem Labor mit

Tierversuchen beschäftigt. Er kam auf die Idee, dass die Manie, eine affektive Erkrankung mit den Leitsymptomen euphorische Stimmung, Antriebssteigerung und Ideenflucht, durch ein Toxin verursacht wird, welches die Blut-Hirn-Schranke überwinden kann und nach weiterer Verstoffwechselung mit dem Urin ausgeschieden wird. Dieses Toxin, so dachte er weiter, könnte Harnsäure in pathologisch erhöhter Konzentration sein. Diese wollte er seinen Meerschweinchen im Labor injizieren. Das Problem war nun, dass die isolierte Harnsäure schwer löslich war. Durch Zusatz von Metallionen wurde die Löslichkeit der Harnsäure deutlich verbessert. Die beste Löslichkeit erzielte er mit dem Metallion Lithium. Nach Injektion dieser Substanz wurden die Meerschweinchen ruhig und dösig. Lag dies nun am Lithium oder an der Harnsäure? Um dies zu prüfen, wurde den Meerschweinchen Lithiumcarbonat injiziert. Der Effekt war derselbe. Was die Meerschweinchen beruhige, könnte ja auch seinen tobenden Manikern auf der geschlossenen Station helfen. Ethikkommissionen gab es noch nicht. Der erste Patient, der Lithium erhielt, befand sich schon seit fünf Jahren in einem manisch erregten Zustand. Innerhalb von fünf Tagen verschwanden diese Symptome komplett. Wenige Wochen später konnte er schon entlassen werden und den privaten und beruflichen Alltag wie ein Gesunder bewältigen. Der gleiche Erfolg trat auch bei zehn weiteren manischen Patienten auf. John Cade publizierte dies in einer wenig bekannten Fachzeitschrift, von der kaum jemand Notiz nahm. Erst 1954 stieß ein dänischer Psychiater auf diese Berichte, behandelte ebenfalls manische Patienten mit Lithium und erzielte dieselben Erfolge. Der Erfolg der Lithiumtherapie war nun nicht mehr aufzuhalten.

Inzwischen weiß man längst, dass der Urin von Manikern völlig normal ist und dass die Meerschweinchen infolge einer Lithiumvergiftung inaktiviert wurden. Doch trotz der theoretischen Fehlschlüsse wurde eine Substanz entdeckt, welche die stärkste

Wirkung hat in der Behandlung der manisch-depressiven Erkrankung und welches etwa jeder 1000ste Mensch weltweit einnimmt.

Die wichtigste Wechselwirkung besteht bei gleichzeitiger Einnahme der SSRI. Hier ist eine Zunahme der Nebenwirkungen von Lithium (u. a. Müdigkeit, Muskelschwäche, Schilddrüsenfunktionsstörung, Gewichtszunahme, Ödeme, Diarrhöe, etc.) beschrieben bis hin zur Neurotoxizität.

Exkurs: Was ist eine biopolare Erkrankung?

Hat mit Nord- und Südpol ebenso wenig zu tun wie mit Plus und Minus. Vielmehr sind krankheitsbedingt Gefühlsschwankungen zwischen Depression und Manie gemeint. Manische Phasen beginnen im Allgemeinen recht akut und dauern im Durchschnitt ca. vier Monate. Depressionen haben meist eine längere Dauer von durchschnittlich ca. sechs Monaten. Die Manie ist gekennzeichnet durch die Symptomtrias Antriebssteigerung, euphorische Stimmungslage und Ideenflucht. Bei der Ideenflucht kommen die Patienten sozusagen »von Hölzchen auf Stöckchen«. Eine gedankliche Assoziation folgt der nächsten und im Resultat sind die Betroffenen zu vorausschauenden und sinnvollen Handlungen nicht mehr in der Lage. Eine Behandlung gegen den Willen ist manchmal nicht zu umgehen.

Depressive Phasen sind durch eine Symptomatik der »-losigkeit« gekennzeichnet, heißt konkret: Antriebslosigkeit, Interessenlosigkeit, Freudlosigkeit, Wertlosigkeit. Hinzu treten häufig Schlafstörungen und ein verminderter Appetit, die schwerwiegendsten Komplikationen sind Suizidhandlungen.

2.20 Muss bei einer bipolaren Störung manchmal ein Leben lang ein Stimmungsstabilisator wie bspw. Lithium eingenommen werden?

Eindeutig ja, wenn der Betroffene nicht ein hohes Rückfallrisiko in Kauf nehmen möchte. Denn diese ist bei der bipolaren Störung wesentlich höher als bei der unipolaren Depression. Bei manischen Phasen (siehe oben) kommt es oft im Rahmen von Krankheitsuneinsichtigkeit und Ideenflucht zu dramatischen sozialmedizinischen Konsequenzen. Die Patienten sind zum sinnvollen und vorausschauenden Denken und Handeln nicht mehr in der Lage, tätigen unsinnige Geldausgaben, verschulden sich und verlieren ihren Job. Kurz und knapp: Sie ruinieren sich und das angerichtete Desaster muss mit Zeit, Geld und Energie wieder bereinigt werden. Da ist die etwas aufwendige Lithium-Therapie mit Labor- und EKG-Kontrollen die deutlich angenehmere Variante.

2.21 Gibt es Psychopharmaka, die das Selbstbewusstsein stärken?

Wenn das Selbstbewusstsein durch eine psychische Erkrankung vermindert ist, beispielsweise einer depressiven oder Angsterkrankung, kann durch das entsprechende Psychopharmakon eine Verbesserung des Selbstbewusstseins mit hoher Wahrscheinlichkeit erreicht werden. Ist das Selbstbewusstsein aber schon in der Kindheit und Jugend schlecht ausgeprägt und gehört quasi zur Primärpersönlichkeit, wird ein Psychopharmakon alleine hier keinen Erfolg bringen. Hier könnte Psychotherapie und die vermehrte Auseinandersetzung mit anderen Menschen und sonstigen Widrigkeiten des Alltags durchaus eine Stärkung des Selbstbewusstseins bewirken.

2.22 Welche Psychopharmaka werden bei Zwangsstörungen eingesetzt?

Antidepressiva, die die Verfügbarkeit von Serotonin erhöhen. Hier zeigt sich wieder einmal, dass psychische Erkrankungen nicht klar abgegrenzt werden können. Die Dosierung liegt bei Zwangserkrankungen häufig höher als bei der Depressionsbehandlung. Ein oft eingesetztes Präparat ist das Citalopram. Bei Nichterfolg kann das ältere, trizyklische Antidepressivum Clomipramin, eingesetzt werden.

2.23 Wie lange ist die Wirklatenz bei Zwangsstörungen?

Deutlich länger als bei Depression und Angststörungen. Spürbare Besserungen zeigen sich oft erst nach 6–12 Wochen. Warum dies so ist, darüber kann man nur spekulieren. Es könnte gut die Tatsache widerspiegeln, dass Zwangserkrankungen z. T. sehr schwere Erkrankungen sind mit hoher Chronifizierungs- und Rezidivrate. Zwangserkrankungen sind eine der häufigsten Ursachen für Frühberentungen in der ersten Lebenshälfte.

2.24 Kann eine regelmäßige Ausdauersportart Psychopharmaka ersetzen?

Eine regelmäßige Ausdauersportart ist durchaus wirksam gegen leichte bis mittelschwere Depressionen oder Angsterkrankungen, aber auch bei anderen psychiatrischen Erkrankungen wie Schizophrenie.

Ich kann mich noch gut an meine Assistenzarztzeit in den 1990er-Jahren erinnern, als ein Psychologe über die positive Wirkung von Ausdauersport bei den obigen Erkrankungen dozierte. Eine Mischung aus Verärgerung und Verwunderung schwang in seinen Ausführungen mit, als er feststellen musste, dass seine Einzel- und Gruppengespräche in der Behandlung dieser Patienten dieselbe Erfolgsrate hatten wie ein einfaches Rumrennen. Er gründete selbst eine Laufgruppe und nach mehreren Monaten hatte er nicht nur den Eindruck, sondern konnte auch testpsychologisch den deutlichen Effekt einer regelmäßigen Ausdauersportart nachweisen.

2.25 Was ist eine atypische Depression?

Eine Depression ist eine Depression, wie erfahrene Kliniker wissen. Damit ist konkret die traurige Verstimmung gemeint, ohne die die Diagnose Depression nicht gestellt werden sollte. Weitere typische Symptome sind Schlaf- und Appetitstörungen. Und gerade die liegen bei der atypischen Depression nicht nur nicht vor, sondern haben sich in ihr Gegenteil gewandelt, nämlich gesteigerter Appetit und erhöhtes Schlafbedürfnis. Therapeutische Konsequenzen – auch in psychopharmakologischer Hinsicht – ergeben sich hieraus aber kaum.

Exkurs: Ist Burnout eine ernstzunehmende Erkrankung?

Neulich in der Buchhandlung. Dort hat die Ratgeberliteratur offensichtlich den größten Raum erobert. Wie ich in einem Burnout-Ratgeber nachlesen konnte, habe ich offensichtlich ein 20-jähriges Jubiläum, von dem ich bisher noch nichts wusste. Denn schon 1993/94 hatte ich die klassischen Symptome eines beginnenden Burnouts. Warnsymptome: Ich nahm Arbeit mit nach Hause, diktierte Arztbriefe an den Wochenenden, konnte schlecht ruhig auf einem Stuhl sitzen, hatte das Gefühl, nie Zeit zu haben, verleugnete meine eigenen Bedürfnisse, und meine sozialen Kontakte beschränkten sich überwiegend auf Patienten. Innerlich unruhig und nervös war ich sowieso, zeitweise kamen sogar Schlafstörungen hinzu.

Erste Fehlleistungen kamen auf. Ich ging zu keinem Therapeuten, so etwas wie einen Coach gab es damals noch nicht, und wenn doch, wäre ich dort nicht hingegangen.

Nach der Ratgeberliteratur von heute müsste ich mich umgebracht haben, chronisch depressiv geworden sein oder zumindest eine negative Einstellung zum Leben haben. Habe ich aber nicht. Wahrscheinlich, weil ich alles verdrängt oder die Supervision nach meiner Psychotherapieausbildung nicht fortgeführt habe. Oder ist vielleicht an dem ganzen Burnout-Gerede irgendetwas faul – gerade weil es so häufig thematisiert und kommuniziert wird? Und Kommunikation über die Wirklichkeit ist ein hoch störungsanfälliger Prozess.

Wer wüsste das besser als Paul Watzlawik, Philosoph und Psychotherapeut. In seinem Buch »Wie wirklich ist die Wirklichkeit« beschreibt er eine merkwürdige Epidemie in der US-Stadt Seattle. Gegen Ende der 1950er-Jahre stellten dort immer mehr Autobesitzer fest, dass ihre Windschutzscheiben von kleinen Pocken oder Kratzern übersät waren. Das Phänomen nahm so rasch überhand, dass eine Kommission die Hintergründe klären sollte. Zunächst fand man heraus, dass über die Schäden der Windschutzscheiben zwei Theorien im Umlauf waren: Die eine machte russische Atomtests verantwortlich, deren Fallout diese Kratzer hervorriefen. Die andere sah in frisch asphaltierten Autobahnen die Ursache.

In Wirklichkeit war es durch die Berichte über pockenartige Windschutzscheiben zu einem Massenphänomen gekommen: Immer mehr Autofahrer untersuchten ihre Scheiben, in dem sie sich von außen über diese beugten und sie aus kürzester Entfernung prüften, statt wie bisher einfach durch die Scheiben die Umwelt zu beobachten. Es war keine Epidemie beschädigter, sondern angestarrter Windschutzscheiben.

Dieser scharfe Blick nach außen führt nach innen gerichtet zu Verzerrungen, die eine Fülle von Fehlwahrnehmungen bereithalten – besonders in einem Zeitalter der Reflexion, in dem Spüren, Nachspüren, Entspannen, Wohlfühlen und die existenzielle Frage »Tut mir das jetzt gut?!« zur allgemeinen Leitmelodie geworden sind. In anderen europäischen Ländern gibt es diesen Burnout-Rummel nicht. Ob die Deutschen die Welt nicht so sehen, wie sie ist, wie es mal ein Jungianer behauptet hat – wer weiß. Aber vielleicht ist es ja genau umgekehrt, und die Menschen der gegenwärtigen Epoche sind erstmals seit der Geschichtsschreibung mit Stress, der anthropologischen Zumutung schlechthin, konfrontiert. Was sind dagegen schon Seuchen, Kriege und Naturkatastrophen der Vergangenheit.

Aus Voß, B.: Burn-Out-Innenansichten, Deutsches Ärzteblatt, Ausgabe 8, 2014. Abdruck mit freundlicher Genehmigung.

2.26 Wie effektiv sind eigentlich Antidepressiva?

Um die Effektivität einer Therapie (sowohl einer medikamentösen als auch operativen) zu beurteilen, gibt es das Maß der Effektstärke, das sich aus einem statistischen Modell errechnet, in das unterschiedliche Studien und Analysen Eingang gefunden haben. Die genaue Herleitung würde den Rahmen dieses Buches sprengen. Das Resultat kann aber gut veranschaulicht werden. So bedeutet eine Effektstärke von 0,2, dass eine Wirkung nicht zu erwarten ist. Eine Effektstärke von 4,0, dass die Wirksamkeit maximal ist, bspw. bei einem Antibiotikum, welches gegen ein dafür empfindliches Bakterium eingesetzt wird. Oder eine Blinddarmentfernung bei einer Blinddarmentzündung. Auf dieser Skala zwischen 0,2 und 4,0 liegt der Mittelwert der meisten Antidepressiva bei 0,3. Das ist knapp über Placeboniveau.

2.27 Ist Ketamin das Antidepressivum der Zukunft?

Wenn Kohlenstoffatome zwei Sechsecke bevorzugen, die sich miteinander verbinden, und eines eine Liaison mit Chlor (Cl) und das andere mit Sauerstoff (O) und schräg darüber noch eine Partnerschaft mit Stickstoff (N), Wasserstoff (H) sowie einer Methylgruppe (CH_3) eingeht (▶ Abb. 2.1), dann ist das die Geburt von Ketamin, einem Narkotikum, das eine generalisierte Schmerzlosigkeit in Verbindung mit Bewusstlosigkeit bewirkt. Der Wirkstoff wird in der Chirurgie für kürzere Eingriffe eingesetzt und intravenös oder intramuskulär verabreicht. Atemfunktion, Blutdruck

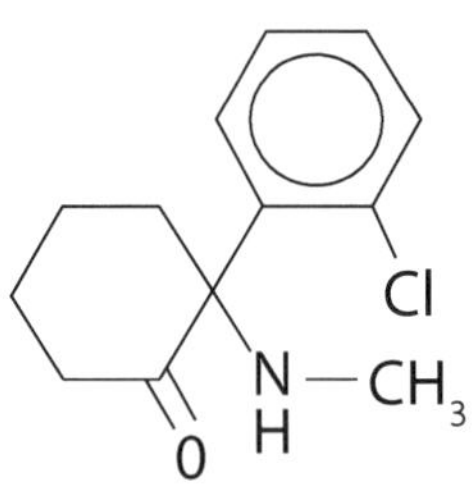

Abb. 2.1: Chemische Formel von Ketamin (Ketanest®)

und Puls werden nicht negativ beeinträchtigt. Allerdings kann es zu halluzinatorischen Erscheinungen mit ausgesprochen unangenehmem Charakter kommen. Kinder und Erwachsene der zweiten Lebenshälfte erleben diese unangenehme Nebenwirkung in der Regel nicht, während sie vorwiegend bei Erwachsenen in der ersten Lebenshälfte auftritt.

Im Gegensatz zu den bisherigen Antidepressiva hat Ketamin nichts mit Noradrenalin, Serotonin oder Dopamin zu tun. Es ist ein Gegenspieler des Glutamats, einem exzitatorischen bzw. erregenden Neurotransmitters. Mittlerweile kann es auch als Nasenspray angewendet werden. Es hat auch keine Latenzzeit, sondern wirkt teilweise innerhalb weniger Stunden. Der Nachteil ist jedoch, dass es sogenannte dissoziative Zustände bewirken kann, in denen die Betroffenen auf Umweltreize nur noch sehr eingeschränkt bis gar nicht reagieren können. Manche Zeitgenossen empfinden dies als so angenehm, dass Ketamin als Suchtstoff missbraucht werden könnte.

Ketamin verursacht also deutlich positive wie deutlich negative Wirkungen, weshalb insgesamt hier noch viel Forschungsbedarf besteht.

3 Antipsychotika

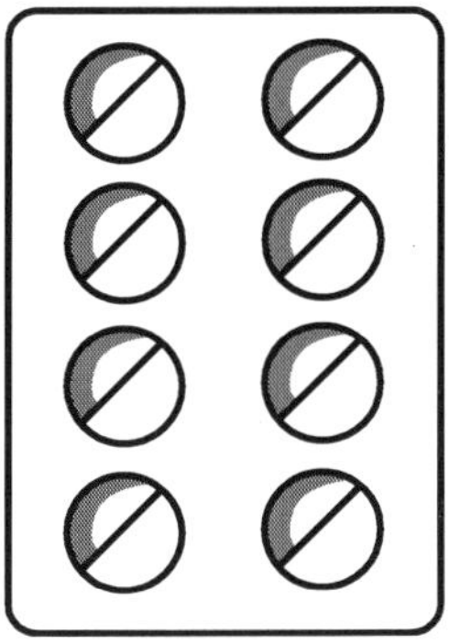

3.1 Was sind Antipsychotika?

Antipsychotika sind die spezifischen Psychopharmaka, die gegen eine Psychose wirken, auch Schizophrenie genannt. Dies ist eine Erkrankung, von der ca. 1 % der Weltbevölkerung betroffen ist. Es gilt als gesichert, dass diese Erkrankung unabhängig vom kulturellen Kontext auftritt. Familien-, Zwillings- und Adoptionsstudien belegen in eindrucksvoller Weise, dass diese Erkrankung zu einem wesentlichen Anteil genetisch determiniert ist. Bei der Manifestation dürfen jedoch psychologische Faktoren nicht unberücksichtigt bleiben. Schwerwiegende Symptome der Schizophrenie sind Wahnideen und Halluzinationen.

3.2 Wie wirken Antipsychotika?

Auf biochemischer Ebene ist dies mit einer abnorm hohen Ausschüttung des Neurotransmitters Dopamin verbunden. Dopamin spielt eine wichtige Rolle für Emotionen, Denken, Bedeutungsinhalte sowie Gedächtnis und Motorik. Bei der Schizophrenie wird vermehrt Dopamin ausgeschüttet, wodurch die Bedeutungsinhalte der Umgebung so verstärkt werden, dass es zu Wahnideen kommt. Die Antipsychotika blockieren die Dopaminrezeptoren und die Symptomatik bildet sich zurück. Man kann sie einteilen in hoch- und niederpotente Antipsychotika. Hochpotente wirken deutlich besser gegen Wahn und Halluzinationen als niederpotente, die beruhigend und müde machend wirken.

3.3 Was sind die bedeutsamsten Nebenwirkungen von Antipsychotika?

Hochpotente Antipsychotika haben den Nachteil, dass als Nebenwirkung Steifheit und Bewegungsarmut auftreten kann. Und damit sind wir bei einer anderen Gruppe bzw. Einteilung der Antipsychotika in typische und atypische. Die typischen verursachen als Nebenwirkung diese Beeinträchtigung der Motorik, die atypischen nicht. Da sie auf die Zielsymptomatik meistens ebenso gut wirken, werden sie heute bevorzugt eingesetzt.

Bei Kombination von Antipsychotika mit schmerzstillenden Medikamenten oder Schlaf- und Beruhigungsmitteln führt dies zu einer verstärkten Sedierung bis hin zur Atemdepression.

3.4 Bei welchen Störungen, Erkrankungen werden Antipsychotika vorzugsweise angewendet?

Vorzugsweise natürlich bei Psychosen aus dem schizophrenen Formenkreis. Antipsychotika wirken aber auch gut bei psychotischen Symptomen anderer Ursache, bspw. bei Wahnbildungen, ausgeprägten Depressionen oder Manien. Oder bei drogeninduzierten Psychosen.

Weitere Indikationen sind psychomotorische Unruhe, Verwirrtheitszustände und Aggressivität bei Demenz. Die Substanz Risperidon hat hierfür die Zulassung.

3.5 Wie lange sollten Antipsychotika gegeben werden?

Psychosen aus dem schizophrenen Formenkreis haben genauso dramatische sozialmedizinische Konsequenzen wie manische Phasen bei der bipolaren Erkrankung. Durch Wahn, befehlende (imperative) Stimmen und Situationsverkennungen besteht zudem ein hohes Eigen- und Fremdgefährdungspotential. Deswegen sollte nach einer erstmaligen Psychose das Antipsychotikum für zwei Jahre gegeben werden. Nach zwei oder mehr Phasen wird eine antipsychotische Therapie, die man auch neuroleptische Rezidivprophylaxe nennt, für vier bis fünf Jahre empfohlen. Bei noch mehr psychotischen Phasen sollte eine Dauerbehandlung folgen.

3.6 Wann wird ein Antidepressivum mit einem Antipsychotikum kombiniert?

Man kann Depressionen als Erkrankung der -losigkeit beschreiben. Freudlosigkeit, Interesselosigkeit, Antriebslosigkeit, Appetitlosigkeit, Schlaflosigkeit etc. Auch das Selbstwertgefühl geht rapide in den Keller. Manchmal sogar so weit, dass depressive Patienten der wahnhaften Überzeugung sind, dass sie so viel Schuld auf sich geladen haben, dass sie es nicht mehr wert sind, zu leben. Dies nennt man Verschuldigungs- und Versündigungswahn. Er ist nicht nur quälend, sondern geht auch mit einem hohen Suizidrisiko einher. In dieser Situation reicht die antidepressive Behandlung nicht mehr aus und muss mit einem Medikament gegen die Wahnbildung, eben mit einem Antipsychotikum, kombiniert werden.

3.7 Verursachen Antipsychotika die Parkinson'sche Krankheit?

Durch ihre dopaminantagonistische Wirkung verursachen manche Antipsychotika ein Parkinson-Syndrom, nicht die Parkinson'sche Krankheit. Besonders beeinträchtigend sind dabei die zunehmende Steifheit und Bewegungsarmut. Dies sind auch die Kardinalsymptome der Parkinson'schen Krankheit, die durch einen Dopaminmangel hervorgerufen wird, der zum Teil erblich, zum Teil umweltbedingt ist. Es kommt zu einem vorzeitigen Absterben der Dopamin produzierenden Zellen und die ersten Symptome zeigen sich durchschnittlich erst zehn Jahre später, wenn ca. 50 % dieser Zellen untergegangen sind.

3.8 Woher stammt das Wort Neuroleptikum?

Als die ersten Antipsychotika Anfang der 1950er-Jahre entdeckt wurden, suchte man einen Namen, der die Haupteigenschaft treffend ausdrücken sollte. Es entstanden unterschiedliche Begriffe wie beispielsweise Psycholeptikum oder Neurolytikum. Neuroleptikum setzte sich schließlich durch. Es stammt aus dem Griechischen, wobei Neuron für Nerv steht und Leptikum sich von Leptin ableitet, welches ergreifen bzw. im Zaum halten bedeutet. Die psychomotorisch dämpfende Wirkung wird also ganz in den Vordergrund gerückt. Für die damaligen Neuroleptika durchaus zutreffend. Im weiteren Verlauf wurden jedoch Medikamente entwickelt, die in erster Linie gegen Halluzinationen wirkten und kaum psychomotorisch dämpfende Eigenschaften hatten. Da diese gegen die Kernsymptomatik der schizophrenen Psychosen gerichtet waren, setzte sich letztlich die bis heute übliche Bezeichnung Antipsychotika durch.

3.9 Können Psychopharmaka Nervenzellen töten?

»Neuroleptika – Wenn Psychopillen das Gehirn schrumpfen lassen« hieß ein Artikel in der am 26.01.2015 erschienenen Ausgabe der Frankfurter Allgemeinen Zeitung (FAZ). Dass eine Gehirnvolumenminderung durch Neuroleptika verursacht werden kann, gilt mittlerweile als gesichert. Mit einem Absterben von Nervenzellen kann dies aber nicht gleichgesetzt werden. Es kann durchaus ein Volumeneffekt sein. Hierzu passt gut der Befund, dass nach Absetzen der Neuroleptika diese Gehirnvolumenminderungen sich zumindest teilweise zurückbildeten.

Andererseits stellen Neuroleptika die einzige Therapieoption in der Behandlung der schizophrenen Psychose dar. Sie aufgrund der oben genannten Befunde aus dem Therapiekatalog zu streichen, wäre fatal, da Psychosen schwere Erkrankungen sind, unter denen die Patienten leiden und nicht nur erhebliche psychosoziale Probleme verursachen, sondern auch erhebliche Eigen- bzw. Fremdgefährdungen bedingen können.

4 Benzodiazepine

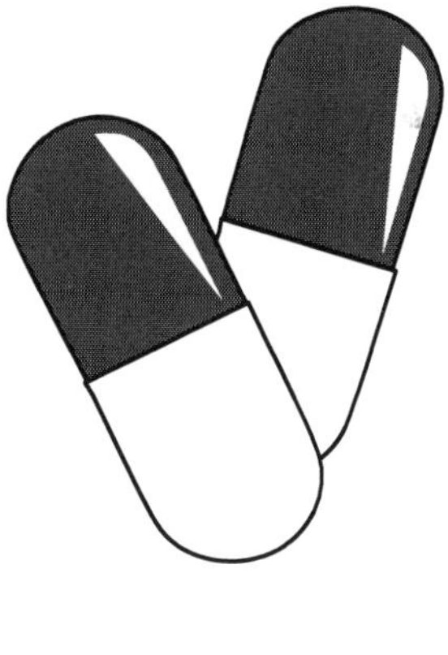

4.1 Was sind Benzodiazepine?

Medikamente dieser Stoffgruppe haben insbesondere ausgeprägt angstlösende sowie muskelrelaxierende Eigenschaften. Der bekannteste Wirkstoff ist Diazepam, das unter dem Handelsnamen Valium in den 1970er-Jahren das am häufigsten verschriebene Medikament war. Das Vorläuferpräparat Chlordiazepoxid hatte den Handelsnamen Librium. Der Name entstand, als während einer Komiteesitzung der herstellenden Pharmafirma ein Teilnehmer von sich gab: »This drug restors the patients mental equilibrium«, dieses Medikament werde das mentale Gleichgewicht der Patienten wieder herstellen. Damit der Name nicht zu lang und griffiger werden sollte, wurde »equi« gestrichen und übrig blieb »Librium«. Dieser Name bewährte sich so gut, dass bei dem Nachfolgepräparat die Endung »ium« beibehalten und die Silbe »val« vorangesetzt wurde. »val« leitet sich von dem lateinischen Wort »valere« ab, welches für »gesund sein und sich stark fühlen« steht. Über längere Zeit eingenommen bewirken beide Präparate das genaue Gegenteil. Die Suchtmedizin steckte damals noch in den Kinderschuhen. Benzodiazepine sind die potentesten, aber auch problematischsten Medikamente in der Behandlung von Angsterkrankungen (► Kap. 4.3).

4.2 Wie wirken Benzodiazepine?

Einer der wichtigsten Neurotransmitter im zentralen Nervensystem ist die Gamma-Amino-Buttersäure, kurz GABA genannt, die angstlösend und beruhigend wirkt. In der Nähe dieses Rezeptors befindet sich der sog. Benzodiazepin-Rezeptor, der bei Koppelung mit dem Medikament die Wirkung der Gamma-Amino-Buttersäure verstärkt.

Alkohol verstärkt ebenfalls das GABA-System, weshalb es bei gleichzeitiger Einnahme von Alkohol zu einer deutlichen Wirkverstärkung von Benzodiazepinen kommt.

Manche gehen bei der Wirkverstärkung noch ganz andere Wege. So hatte die schwer suchtkranke Marilyn Monroe (1926–1962) die Angewohnheit, ihre Benzodiazepin-Dragees mit einer Nadel anzustechen, damit der Wirkstoff schneller freigesetzt wurde.

4.3 Was sind die bedeutsamsten Nebenwirkungen von Benzodiazepinen?

Muskelrelaxierende, sedierende, antiaggressive und antikonvulsive (antiepileptische) Eigenschaften. Trotz guter bis hervorragender Wirkung bei Krampfanfällen spielen sie, abgesehen von der Notfallmedizin, sonst in der Epilepsietherapie so gut wie keine Rolle. Das liegt am Abhängigkeitspotential von Benzodiazepinen, der gravierendsten Nebenwirkung. Sie kann sich schon nach einer regelmäßigen Einnahmedauer von sechs bis acht Wochen einstellen. Deswegen werden Benzos, so die Kurzform, auch häufig auf dem Schwarzmarkt gehandelt. Für Antidepressiva oder Neuroleptika würde man dort keinen Cent bekommen.

4.4 Bei welchen Störungen, Erkrankungen werden Benzodiazepine angewendet?

Die Domäne in der Anwendung ist die kurzfristige Therapie von Angst- und Unruhezuständen. Hier wirken Benzodiazepine zuverlässig und sicher und sind in der Notfallmedizin seit Jahrzehnten nicht mehr wegzudenken.

Ein weiterer wichtiger Einsatzbereich ist Suizidalität, besonders bei agitierten Depressionen.

Die muskelrelaxierende Wirkung ist nützlich in der Behandlung von extrapyramidalen Störungen der Neuroleptika (s. o.). Bei Psychosen kann es zum Mutismus (Verstummen) und zum Stupor kommen, ein Zustand völliger Reaktions- und Bewegungslosigkeit bei wachem Bewusstsein. Das Benzodiazepin Lorazepam (Tavor®) zeigt hier gute Wirkung.

4.5 Wie lange sollten Benzodiazepine gegeben werden?

Aufgrund der Abhängigkeitsproblematik nach Möglichkeit nicht länger als sechs bis acht Wochen. Ausnahmen sind schwere psychotische Erkrankungen oder Depressionen, wo quälende Angstzustände anders nicht zu therapieren sind. Und bei 80-jährigen Patienten, die Benzodiazepine in gleichbleibend niedriger Dosierung seit 30 Jahren zum Schlafen einnehmen (die sogenannte Low-dose-dependency) würde auch der engagierteste Suchtmediziner keine Ambitionen zur Abstinenz entwickeln.

4.6 Was ist ein »Hangover«?

Dies bezeichnet schlicht und ergreifend einen Überhang der Wirkung eines Schlafmittels in den nächsten Tag hinein. Dieser »Hangover« tritt vorzugsweise bei Schlafmitteln mit einer langen Halbwertzeit oder bei älteren Patienten mit eingeschränkter Leber- und Nierenfunktion auf, wodurch der Abbau des Medikamentes verlangsamt ist. Zur Vermeidung können Schlafmittel mit einer kurzen Halbwertzeit gegeben werden, beispielsweise Zolpidem mit einer Halbwertzeit von zwei bis drei Stunden oder Triazolam mit einer Halbwertzeit von 1,5–5 Stunden. Allerdings nur für einen begrenzten Zeitraum wegen der potentiellen Abhängigkeitsproblematik.

4.7 Helfen Beta-Blocker bei Angsterkrankungen?

Beta-Blocker, genauer Beta-Rezeptoren-Blocker, haben seit Jahrzehnten einen festen Stellenwert in der Behandlung des Bluthochdruckes und der koronaren Herzkrankheit. Herzfrequenz und die Kontraktionskraft des Herzmuskels werden durch den Sympathikus erhöht, was bei einer Vorschädigung des Herzens zu einer Überlastung bis hin zum Infarkt führen könnte. Übermittelt wird die Wirkung des Sympathikus durch die Beta-Rezeptoren und genau hier setzen die Beta-Rezeptoren-Blocker an und sind der pharmakologische Schutz vor einer Überstrapazierung durch den Sympathikus.

Angst aktiviert den Sympathikus, der Puls wird beschleunigt, der Blutdruck erhöht, die Erweiterung der Blutgefäße führt Erröten und zu Schweißausbrüchen. Dagegen wirken Beta-Rezeptoren-Blocker gut und können eine Hilfe sein für Schauspieler, Musiker oder Redner vor öffentlichen Auftritten, zumal sie Wachheit und Konzentration nicht beeinträchtigen. Eine spezifische Wirkung gegen die Angst selber haben sie nicht.

4.8 Beeinträchtigen Benzodiazepine das Gedächtnis?

Das lässt sich testpsychologisch gut nachweisen, tritt aber erst dann auf, wenn die Plasmakonzentration ihren Höhepunkt erreicht hat. Eine langfristige Einnahme von Benzodiazepinen führt auch nach Absetzen nicht nur zu Gedächtnisstörungen, sondern auch zu weiteren kognitiven Einschränkungen hinsichtlich Informationsverarbeitungsgeschwindigkeit und Konzentration.

5 Drogen

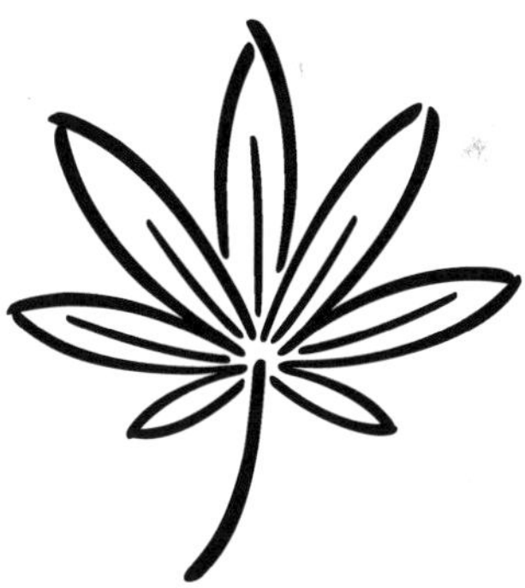

5.1 Was sind Drogen?

> »Das Kokain ließ mich Tage und Nächte manisch herumrotieren, gegen das lästige Herzrasen goss ich Alkohol drauf, schlief irgendwann vollkommen betäubt ein, dabei half Rohypnol, das der neue, zum Heroin ratende Dealer mir mitgebracht hatte, weil, so seine fachmännische Diagnose, ich auch mal wieder runter kommen müsse, zwischendurch. Wenn ich erwachte, brauchte ich eine Weile, um einen Zusammenhang herzustellen zwischen den durch die Gardinen hindurch sichtbaren Tageszeitindizien und der zuletzt erinnerten Tageszeit, ich unterschied nur mehr zwischen hell und dunkel, Tag und Nacht. Manchmal schlief ich wohl 36 Stunden, manchmal auch nur zwei, es war alles nicht so klar und sollte das auch auf gar keinen Fall werden, also machte ich direkt, auch im Bett, weiter. Meine Nase tat ziemlich weh, der Dealer musste jetzt auch immer mehr Wassernasenspülung und Schmerztabletten aus der Apotheke mitbringen.«

So Benjamin von Stuckrad-Barre in seinem Roman »Panikherz« (2016, S. 271).[1]

> »Nach 10 Minuten wurde ich von einem Kellner gefragt, ob ich einen Aperitif wünsche, während ich wartete. Er schien von Natur aus entgegenkommend und ergeben zu sein ... hatte er die in mir aufsteigende Angst schon bemerkt? Ich hatte in der Tat schon ziemlich viele Crissini gegessen, in meinem Zustand nahm ich einen Jack Daniels, dreifach«.

So Michel Houellebecq in seinem Roman »Serotonin« (2019, S. 115).
Mögen die Protagonisten der beiden Romane auch noch so unterschiedlich sein, eines eint sie: Die völlig enthemmte Lust an

1 Benjamin von Stuckrad-Barre, Panikherz. © 2016, Verlag Kiepenheuer & Witsch GmbH & Co. KG, Köln. Abdruck mit freundlicher Genehmigung.

der biochemischen Bekämpfung der Unlust. Die biochemischen Kampfmoleküle gegen Frust und Unlust, auch Drogen genannt, sind zum Teil schon seit Jahrtausenden bekannt wie Cannabis, Alkohol und Opium. Neben euphorischen Gefühlen unterdrücken sie Schmerzen und einige, insbesondere LSD, erzeugen Halluzinationen. Die Kehrseite der Medaille: Alle Drogen führen zur Drogenabhängigkeit.

5.2 Warum machen Drogen süchtig?

Ganz vereinfacht ausgedrückt, existiert im zentralen Nervensystem ein sogenanntes »Belohnungssystem«, wo durch den Neurotransmitter Dopamin ein angenehmes Gefühl erzeugt wird. Neben Erinnerung, Motorik und Bedeutungserleben eine weitere wichtige Funktion dieses Moleküls. Das ist auch der Grund, warum nahezu alle Medikamente, welche die Dopaminausschüttung stimulieren, in Deutschland der Betäubungsmittelverschreibungsverordnung (BtMVV) unterliegen.

Eher schwache Drogen wie Alkohol oder Cannabis führen zu einer Verdoppelung der Dopaminfreisetzung, stärkere Drogen wie Amphetamin zu einer zehnfach erhöhten Ausschüttung.

5.3 Wie wirken Opiate?

Schon im 4. Jahrtausend v. Chr. kannten die Sumerer die euphorisierende Wirkung des Opiums und nannten den Schlafmohn, aus dem Opium gewonnen wird, »Pflanze der Freude«. Frühzeitig wurde auch die schmerzstillende, beruhigende und Schlaf fördernde Wirkung erkannt, ebenso die tötende bei hoher Dosierung. Da Giftmorde im alten Rom keine Seltenheit waren, trainierten sich die römischen Kaiser bewusst eine höhere Opiatverträglichkeit an durch eine allmählich ansteigende Dosierung. Der sog. »Cäsarenwahn« dürfte zumindest teilweise hierdurch begründet sein. Im Gegensatz zum Alkohol (▶ Kap. 6.1) wirken Opiate gezielt durch Stimulation der körpereigenen Opioidrezeptoren, an die in physiologischer Weise die sog. Endorphine binden, die rauschhafte Erlebnisse bei körperlichen Höchstleistungen (z. B. Marathonlauf) verursachen können. Die ausgeprägte euphorisierende Wirkung ist maßgeblich für die hohe Suchtpotenz der Opiate. Zusätzlich besteht eine angstlösende und schmerzreduzierende Wirkung. Eine Suchterkrankung kann sich schon nach wenigen Tagen der Substanzeinnahme entwickeln.

5.4 Bewirken Opiate eine komplette Schmerzausschaltung?

Nein, beispielsweise werden Verletzungen weiterhin wahrgenommen. Opiate wirken auch nicht so sehr durch die Anhebung der Schmerzschwelle, sondern vielmehr durch die Umbewertung des Schmerzes als etwas, was noch da ist, aber nicht mehr belastet. Hinsichtlich der Schmerzqualität wirken Opiate besonders auf reißende, brennende Schmerzen, die nur schwer lokalisierbar sind. Für die Bewusstwerdung ist der mittlere Thalamus zuständig, eine Region im Gehirn, die über besonders viele Opiatrezeptoren verfügt.

5.5 Was ist der Unterschied zwischen Heroin und Morphin?

Chemisch gesehen ist Heroin ein leicht veränderter Abkömmling des Morphiums, welches zusätzlich zwei Acetylgruppen ($C(O)CH_3$) bekommen hat, daher auch der Name Diacetylmorphin. Durch diese Acetylgruppen wird die Fettlöslichkeit erhöht und der Eintritt in das Gehirn mit einem hohen Gewebsanteil an Fett erfolgt schneller. Bayer brachte es als Hustenmittel 1898 auf den Markt. Die Synthese dieses Moleküls gelang schon 1875. Nach Markteinführung wurde es sogar mit dem Hinweis beworben, dass es nicht süchtig mache. Noch 1900 hieß es in einem Artikel: »... und niemals ist eines der Symptome, die für chronischen Morphinismus so charakteristisch sind, beobachtet worden«.

Wie konnte die prinzipiell hohe Suchtpotenz von Heroin 25 Jahre lang verborgen bleiben? Zunächst einmal lag es an der oralen Einnahme. Die Tropfen mussten den Magen-Darm-Trakt passieren und gelangten erst ganz allmählich in das Gehirn. Plötzliche Rauschzustände wie bei der intravenösen Einnahme gab es also nicht. Dann wurde es von Patienten mit quälendem Hustenreiz eingenommen, von denen wahrscheinlich die wenigsten eine Suchtdisposition hatten. Die Unterbrechung des Hustenreizes bewirkte eine Schonung der Atemwege und eine Anwendung von wenigen Tagen reichte oftmals aus. Damit waren die Patienten zufrieden, ein darüber hinaus gehendes Verlangen nach euphorischen Erlebnisweisen bestand nicht.

Nicht nur die Chemie, sondern auch Einnahmeart und psychische Bedingungen bestimmen, was süchtig macht und wer süchtig wird.

5.6 Wie wirkt Cannabis?

Das Wirkstoffmolekül der Cannabispflanze ist D-9-Tetrahydrocannabinol (THC). Dies dockt an den Cannabinoidrezeptoren CB1 und CB2 an. Das wiederum führt u. a. zur Aktivierung des dopaminergen Systems, so dass in der mesolimbischen Region, einem phylogenetisch sehr alten und zentral liegenden Hirnareal, vermehrt Dopamin ausgeschüttet wird und eine entspannte Euphorie resultiert. Da THC im Fettgewebe gespeichert und von dort aus verzögert freigesetzt wird, kann die Wirkung stunden- oder tagelang anhalten.

5.7 Wird demnächst Cannabis ein Psychopharmakon?

Das war es schon mal. Nicht nur das über 50 % der Medikamente in der Schweiz und in den USA im 19. Jahrhundert aus Hanfölen bestanden, Cannabis wurde gezielt als Opiumersatz und bei Schlafstörungen eingesetzt. Da die Suchtproblematik jedoch immer mehr publik wurde, wurde Cannabis ab 1950 zur illegalen Droge. Das Extrakt Delta-9-Tetrahydrocannabinol (THC) wird in der Neurologie bei ansonsten therapieresistenter Spastik in der Behandlung der Multiplen Sklerose verordnet. Da die Suchtproblematik von Cannabis allgemein bekannt ist, ein täglicher Konsum über mehr als zehn Jahre zu Einschränkungen der Gedächtnisfunktionen und Konzentration führt und zusätzlich Lethargie und Interessen-/Aktivitätsmangel auftreten, ist mit einer Zulassung als Psychopharmakon in den nächsten Jahren nicht zu rechnen. Das gehäufte Auftreten schizophrener Psychosen würde ebenfalls dagegen sprechen. Und trotzdem muss der einleitende Satz »Das war es schon mal.« präzisiert werden, denn Cannabis ist seit Inkrafttreten des Gesetzes zur Änderung betäubungsmittelrechtlicher und anderer Vorschriften (09. März 2017) bei bestimmten weiteren Indikationen zugelassen, und zwar bei chronischen Schmerzsyndromen. Bei einer zusätzlichen Gabe von Cannabinoiden kommt es oft zu einer wesentlichen Reduktion des Opiatverbrauches, da wesentliche synergistische Wirkungen von Cannabis und Opioiden beschrieben sind.

5.8 Was sind Endocannabinoide?

Cannabis mitten im Gehirn? Gar nicht so weit von der Realität entfernt. Analog den Endorphinen, den körpereigenen Opiaten, die an Opiatrezeptoren binden, sind Endocannabinoide Neurotransmitter, die 1992 entdeckt wurden und an Cannabinoidrezeptoren binden. Sie führen zu einer Reduktion der Ausschüttung anderer Neurotransmittersysteme, finden sich in nahezu allen Wirbeltieren und auch außerhalb des ZNS wie in Knochen, Fettgewebe, Haut oder Leber. Das Endocannabinoidsystem beeinflusst wahrscheinlich alle anderen bekannten Neurotransmittersysteme. Nicht immer im positiven Sinne, besonders wenn die Rezeptorstimulation durch die Hauptwirkstoffkomponente des Hanfs ausgelöst wird, das Delta-9-Tetra-Hylocannabinol (THC). Neben der euphorisierenden und entspannenden Wirkung kommt es akut auch zu deutlichen kognitiven Einschränkungen. Besonders bedenklich bei Cannabis ist jedoch das deutlich erhöhte Risiko, an einer schizophrenen Psychose zu erkranken. Die nennt man dann auch drogeninduzierte Psychose. Ein mehr als 20-maliger Cannabiskonsum verdoppelt das Risiko, an einer solchen Psychose zu erkranken. Findet der Konsum schon in der Pubertät statt, soll das Risiko um den Faktor 5 ansteigen. Bei längerem Konsum kann es auch zum amotivationalen Syndrom kommen, wo die Symptome Lethargie und Desorganisiertheit im Vordergrund stehen. Die nahezu einzige medizinische Anwendung erfährt THC bei krankhaft erhöhtem Muskeltonus (Spastik) im Rahmen einer Multiplen Sklerose (MS).

5.9 Wie wirkt Kokain?

Kokain bewirkt eine Wiederaufnahmehemmung von Serotonin, Noradrenalin und Dopamin, der wirkmächtigste Transmitter des weißen Pulvers. Es kommt nun zu einer vermehrten domaninergen Transmission im mesolimbischen System, wobei Kokain ein starkes Psychostimulanz ist mit Förderung von Euphorie und Aufmerksamkeit. Aufmerksamkeit und Bedeutungserleben werden biochemisch durch Dopamin vermittelt. Auch hier kann des Guten ein wenig zu viel sein. Für den nicht-Kokainkonsumenten ist die Blondine hinter der Theke die Blondine hinter der Theke. Für den Manager mit hochgefahrenem Dopaminsystemen durch jahrelange Nutzung weißen Schnupftabaks ist es natürlich Kate Winslet, die ihn und nur ihn in den nächsten Minuten kennenlernen möchte.

5.10 Warum wird Kokain üblicherweise gesnieft und nicht geraucht oder i. v. injiziert?

Der spanische Eroberer Francesco Pizarro (1475–1541) beobachtete 1532 in Peru den Kult der Indianer, regelmäßig die Blätter des Koka-Strauches zu kauen, um Müdigkeit und Erschöpfung zu vertreiben und neue Kraft für Schwerstarbeiten zu bekommen. Mehrere Tage ohne Nahrung auszukommen war plötzlich kein Problem. Pizarros Schilderungen wurden in Europa zunächst angezweifelt, bis Mitte des 19. Jahrhunderts Forscher Selbstversuche machten. So berichtete der italienische Neurologe Paolo Mantegazza (1831–1910):

> »Von 2 Cocablättern als Flügeln getragen flog ich durch 77.348 Welten, die eine prachtvoller als die andere – Gott ist ungerecht, daß er es so eingerichtet hat, dass der Mensch leben kann ohne ständig Coca zu kauen. Ich ziehe ein Leben von zehn Jahren mit Coca einem Leben von hunderttausend Jahrhunderten ohne Coca vor.« (zitiert nach Linde 1988, S. 40)

Hier könnte ein beginnender Größenwahn durchaus vorliegen. Psychotische Symptome von Wahn und Halluzinationen sind bei längerer Einnahme von Kokain keine Seltenheit. In weiser Voraussicht nahm der Entdecker des EEGs, Hans Berger (1873–1941), Kokain nicht selbst ein, sondern gab es seinem Hund und beobachtete, wie dieser nach Fliegen schnappte, die gar nicht da waren. Er litt also unter optischen Halluzinationen.

Erklären lassen sich die subjektiv positiven (Euphorie, Leistungssteigerung) als auch die negativen (Wahngedanken, Halluzinationen) Phänomene des Kokains durch die deutlich erhöhte

Dopaminausschüttung (▶ Kap. 3.2). Üblicherweise geschnupft wird es, weil es gut und schnell über die Nasenschleimhäute aufgenommen wird und damit auch zentral rasch wirkt. Neben den psychoaktiven Wirkungen hat Kokain auch eine lokalanästhetische und gefäßverengende Wirkung. Deswegen wird es bei OPs im HNO- und Augenbereich auch heute noch eingesetzt. Die Gefäßverengung ist so ausgeprägt, dass bei chronischer Anwendung eine Perforation der Nasenscheidewand resultieren kann.

5.11 Wie wirkten Amphetamine?

Die Wirkungsweise ist dem Kokain ziemlich ähnlich, Dopamin und Noradrenalin werden vermehrt, Noradrenalin etwas mehr als bei Kokain. Außerdem wird die Rückaufnahme gehemmt. Es besteht ebenfalls ein hohes Suchtpotential und nach längerer Anwendung kann es zum Auftraten von Psychosen kommen.

5.12 Warum ist die Droge Amphetamin bei ADHS keine Droge?

ADHS ist eine Modekrankheit. Das habe auch ich lange Zeit geglaubt. Doch anlässlich einer Fortbildungsveranstaltung vor einigen Jahren kamen erste Zweifel auf. Denn, so wurde dort die Frage aufgeworfen, wie kann eine Substanz (Amphetamin) bei diesen Patienten jahrelang in der gleichen Dosierung gegeben werden, ohne dass es zu einer Toleranzentwicklung oder Sucht kommt? Der Schlüssel zu dem Ganzen liegt beim Dopamin, einem der wichtigsten Neurotransmitter im Gehirn. Dopamin spielt u. a. eine wichtige Rolle bei Aufmerksamkeit und Konzentration. Bei ADHS-Patienten hat man festgestellt, dass sie eine genetisch bedingte Variante in der Verstoffwechselung von Dopamin haben. Bei ihnen wird Dopamin im Interzellularspalt der Nervenzellen viel rascher als normalerweise üblich von bestimmten Transporterproteinen wieder aufgenommen. Es dockt also gar nicht oder viel zu kurze Zeit an den entsprechenden Rezeptoren der nachgeschalteten Nervenzellen an und kann somit seine Aufgaben nicht erfüllen. Dies führt dann auch unweigerlich zu der Symptomatik einer Konzentrations- und Aufmerksamkeitsstörung, die sich schon im Kindesalter manifestiert. Dies ist mit einer Hyperaktivität verbunden, die sich im Erwachsenenalter meistens zurückbildet. Das Kernsymptom der Aufmerksamkeitsstörung bleibt bestehen.

Die wichtigste Nebenwirkung von Amphetaminen ist eine Blutdruckerhöhung, weshalb blutdrucksenkende Mittel in ihrer Wirkung abgeschwächt werden können.

Amphetamine führen zu einer deutlichen Steigerung der Dopaminfreisetzung, welche bei ADHS-Patienten die rasche Wiederaufnahme kompensiert. Aufgrund dieser spezifischen Variante des Dopaminstoffwechsels kommt es bei ADHS nicht zur Suchtentwicklung, sondern zu vermehrter Aufmerksamkeit und Konzentration. Das Mittel der Wahl ist die amphetaminähnliche Substanz Methylphenidat, recht bekannt beispielsweise unter dem Handelsnamen Ritalin®. Ritalin® leitet sich übrigens von dem Vornamen der Ehefrau des Entdeckers dieser Substanz ab: Marguerita. Wie ihr Gatte nahm auch sie die Substanz im Selbstversuch ein und bemerkte, dass sie sich auf das Tennisspiel besser konzentrieren konnte und häufiger gewann. Dies berichtete sie ihrem Ehemann und er schlug der Firma die Endsilbe -rita des Vornamens seiner Ehefrau vor. Dies empfand man als noch nicht so optimal und aus Rita wurde Ritalin.

5.13 Wie lange müssen ADHS-Medikamente eingenommen werden?

Lange war man der Meinung, ADHS sei eine Krankheit des Kindes- und Jugendalters und werde sich danach auswachsen. Doch aufgrund der genetisch bedingten Variationen des Dopaminstoffwechsels ist dies nicht zu erwarten. Was jedoch häufig zu beobachten ist, ist eine Symptomveränderung. Die Hyperaktivität reduziert sich deutlich, die Aufmerksamkeitsstörung bleibt bestehen. Sie führt zu einer Fülle von Problemen im privaten und beruflichen Alltag. Deswegen ist das Stimulans Methylphenidat seit 2011 auch für die Behandlung des ADHS bei Erwachsenen zugelassen. Da sich die genetisch bedingte Variante des Dopaminstoffwechsels im Laufe des Lebens nicht entscheidend ändern wird, ist von einer längerfristigen Einnahme der Medikamente auszugehen. Hinsichtlich der Langzeitverträglichkeit, insbesondere was die zweite Lebenshälfte angeht, liegen jedoch noch keine Studienergebnisse vor.

5.14 Warum macht Nikotin süchtig?

Die in Mittel- und Südamerika beheimatete Tabakpflanze erreichte im 16. Jahrhundert Europa und der französische Diplomat

Jean Nicot (1539–1604) pries sie als Heilpflanze an. Der psychoaktive Wirkstoff der Tabakpflanze wurde 1828 von Heidelberger Chemikern isoliert und sie nannten es, Jean Nicot zu Ehren, Nikotin. Es kann bis zu 10 % des Trockengewichtes der Tabakpflanze ausmachen. Schon 10–15 Sekunden nach Rauchbeginn ist es über die Schleimhäute und das arterielle Blut im Gehirn angelangt. Dort bewirkt es indirekt einen Anstieg des Noradrenalins, Beta-Endorphinen und Dopamin. Mit Noradrenalin verbindet die Forschung bessere Leistung von Konzentration und Gedächtnis. Dopamin und Beta-Endorphine sind die Schrittmacher für das süchtige Verlangen.

Eine ebenso wichtige, jedoch weitgehend unbekannte Wirkung des Tabaks ist die Absenkung der Konzentrationen von zahlreichen Psychopharmaka im Blut. Dies verursacht jedoch nicht das Nikotin, sondern es sind die krebsfördernden Benzpyrene, die Teerstoffe, die bei der Verbrennung von Papier und Tabak frei werden. Die Wirkstoffspiegel werden teilweise um bis zu 50 % reduziert. Eine interessante Hypothese besagt, dass genau deswegen Schizophreniepatienten so viel rauchen, wie erfahrene Kliniker bestätigen können. Durch den Zigarettenkonsum wird die Konzentration an Antipsychotika im Blut gesenkt, um so mögliche depressive Symptome als Nebenwirkungen zu kompensieren.

5.15 Wie wirkt Ecstasy?

Ecstasy, oder chemisch korrekt 3,4-Methylen-Dioxy-Methamphetamin genannt, führt zu einer erhöhten Freisetzung von Serotonin und Dopamin. Bei dieser Mischung ist die Euphorie mit erhöhter Kontaktbereitschaft und Empathie verbunden. Die letztgenannten Eigenschaften sind für einen Suchtstoff eher ungewöhnlich, da Sucht nach dem Bestseller-Autor Benjamin von Stuckrad-Barre (»Panikherz«) – wie er zurecht bemerkt – ansonsten in aller Regel »eine vollkommen autistische Veranstaltung« ist (Stuckrad-Barre 2016, S. 292).

5.16 Wie erklärt sich die anregende Wirkung von Koffein?

Wenn Nervenzellen viel arbeiten, entsteht aus dem Energielieferanten Adenosin-Tri-Phosphat (ATP) das Abbauprodukt Adenosin. Dieses stimuliert den Adenosinrezeptor, der der Nervenzelle signalisiert, einen Gang runter zu schalten, das Arbeitstempo etwas zu verringern. Genau diesen Rezeptor blockiert Koffein. Aber nicht bis zur Selbstaufgabe, neurotoxische Effekte durch Koffein sind nicht bekannt. Eher das Gegenteil. So gibt es Hinweise, dass Koffein eine gewisse Schutzwirkung bezüglich der Parkinson'schen Krankheit hat, bei der spezifische Nervenzellen vorzeitig absterben.

Mit Koffein regelrecht gedopt hat sich der französische Romancier Honoré de Balzac (1799–1859). Seine Tagesdosis betrug bis zu 60 Tassen Espresso.

Apropos Doping: Koffein wurde im Leistungssport lange Zeit als Leistung fördernde und illegale Substanz betrachtet. Es stand bis 2004 auf der Dopingliste.

Medizinisch gut belegt ist die Verstärkung der Wirkung frei verkäuflicher Schmerzmittel wie Aspirin oder Paracetamol.

5.17 Koffein eine Droge – ist das nicht übertrieben?

Klares ja. Auch wenn in vielen Arztbriefen von suchttherapeutischen Kliniken in schöner Regelmäßigkeit zu lesen ist »psychische und Verhaltensstörungen durch andere Stimulanzien, einschließlich Koffein«, so geschieht dies immer im Zusammenhang mit anderen Drogen. Niemand wird in eine Klinik zum isolierten Koffeinentzug eingewiesen. Kein Rentenversicherungsträger würde eine sechsmonatige ausschließliche Koffeinentwöhnungstherapie finanzieren. Auch ist nicht bekannt geworden, dass in Honoré de Balzacs Totenschein als Todesursache Koffein vermerkt wurde.

5.18 Wie können Lösungsmittel und Schnüffelstoffe suchterzeugend wirken?

Die auch Inhalantien genannten Lösungsmittel wie Toluol (Farbverdünner) oder beispielsweise Aceton (Nagellackentferner) – um die häufigsten zu nennen – werden nach Inhalation innerhalb weniger Minuten im ZNS aufgenommen. Ähnlich wie Alkohol bewirken sie eine direkte Stimulation der GABA-Rezeptoren und eine indirekte Ausschüttung von Dopamin. Dies erklärt die suchterzeugende Potenz.

5.19 Was ist das Gefährliche an LSD?

Alkohol, Cannabis, Kokain, Opiate – sie haben eine mindestens Jahrhunderte, wenn nicht eher tausendjährige lange Geschichte. Anders beim LSD. Es entstand zufällig 1943 bei der Entwicklung eines Kreislaufstimulanz in der Pharmafirma Sandoz in Basel. Sein Entdecker, der Chemiker Albert Hofmann, bemerkte bei Arbeiten mit der Substanz eine rasch aufkommende Übelkeit und innere Unruhe. Er fuhr nach Hause, schloss die Augen und vor ihm entfalteten sich völlig ungewöhnliche, farblich intensive Bilder. Da das einzig Andere im Labor der neue Arzneimittelstoff war, musste er die Ursache sein. Dies bestätigte der Selbstversuch. Etwa eine dreiviertel Stunde nach der Einnahme kam es zu Sehstörungen, Ängsten und einem paradoxen Lachbedürfnis. Die Umwelt erschien auf einmal grotesk verzerrt. Erstaunlicherweise konnte er noch Fahrradfahren, subjektiv fühlte er sich dabei ausgesprochen langsam, objektiv jedoch recht rasch, wie seine begleitende Assistentin später berichtete. Zuhause angekommen musste er sich hinlegen, eine vertraute Umgebung gab es nicht mehr, alles nahm angsterzeugende und bedrohliche Formen an. So wurde eine bekannte Frau aus der Nachbarschaft zu einer unheilvollen Hexe mit verzerrtem Gesicht. Erst Stunden später verschwanden die bedrohlichen Veränderungen und Albert Hofmann konnte sich der Faszination hingeben, die die ständig sich verändernden farblichen Figuren in ihm erzeugten. Alles war im Fluss, löste sich auf, atomisierte sich und entstand wieder neu. Völlig neu war die Umwandlung von akustischen Empfindungen in optische Wahrnehmung. Dem Trugcharakter dieser Wahrnehmungen war sich der Entdecker stets bewusst. Was aber noch nicht längst bei allen Konsumenten der Fall ist. Und genau das ist das Gefährliche an LSD. Das Erleben anderer als auch das der eigenen Person kann als so bedrohlich und real empfunden werden, dass es zu Körperverletzungen mit Todesfolge kommen kann. Es können panische Ängste und Depressionen auftreten. Das bezeichnet man als »Horrortrip«. Ein Tage und Wochen später auftretender Drogenrausch ohne erneute Drogeneinnahme heißt »Flashback«.

LSD (Lysergsäurediethylamid) wirkt nicht über die Dopamin- und Opiatrezeptorschiene, wie beispielsweise Alkohol, Kokain oder Heroin. Somit führt LSD auch zu keiner Toleranzentwicklung und zu keinem Millionenheer von Süchtigen. Seine pharmakologische Wirkung entfaltet es über einen bestimmten Serotoninrezeptor. Mittlerweile sind hunderte von Serotoninrezeptoren beschrieben und sie finden sich in einer großen Anzahl im ZNS. Auch spielen sie eine wichtige Rolle in der Pathophysiologie von Depression und Migräne.

Zurück zu Albert Hofmann. Seine Einstellung zu LSD blieb Zeit seines Lebens ambivalent. Einerseits empfahl er dringend einen vorsichtigen Umgang, andererseits aber war er zuversichtlich, was die Anwendung in Forschung und auch Therapie betraf. Tatsächlich gab eine Ethik-Kommission in der Schweiz 2007 grünes Licht für die versuchsweise Anwendung zu therapeutischen Zwecken.

5.20 Was sind k.o.-Tropfen?

Dabei handelt es sich um die Substanz Gamma-Hydroxybutyrat (GHB), welche in der Presse oft mit unfreiwilliger Einnahme und sexuellen Übergriffen beschrieben wird. Je nach Dosierung ist die Wirkung ausgesprochen sedierend bis hin zu Koma mit der

Gefahr eines Atemstillstandes. In geringen Dosierungen hat es eine enthemmende und euphorisierende Wirkung.

Das psychische und physische Abhängigkeitspotential ist ausgesprochen hoch und Abhängige müssen häufig nach einem regelrechten Plan die Substanz bspw. alle fünf Stunden zu sich nehmen, um keine Entzugssymptomatik zu entwickeln. Dieses schon fast zwanghaft anmutende Dosierungsritual ist so bei keiner anderen Droge bekannt.

6 Alkohol

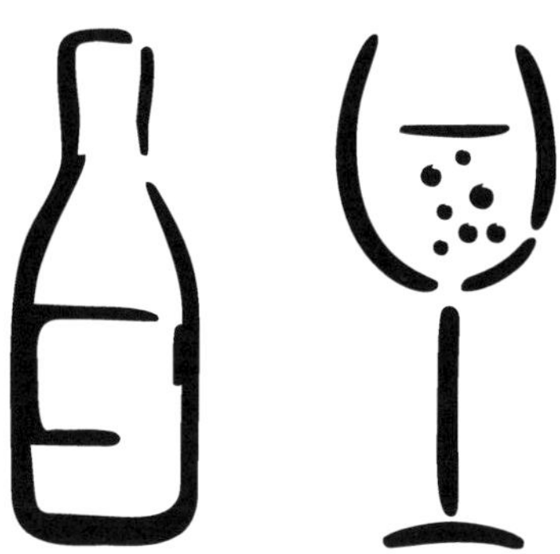

6.1 Wie wirkt Alkohol?

Im Gegensatz zu vielen Psychopharmaka und einigen illegalen Drogen (z. B. Opiaten) wirkt Alkohol nicht über einen bestimmten Rezeptor, sondern führt indirekt zu Beeinflussungen zahlreicher Neurotransmittersysteme. Die wichtigsten sind Gamma-Amino-Buttersäure (GABA), N-Methyl-D-Aspartat (NMDA) sowie Dopamin und Endorphine. GABA steht für Gamma-Amino-Buttersäure, das letzte A erklärt sich durch das englische Wort Acid für Säure. Es ist ein hemmender Neurotransmitter mit beruhigender und angstlösender Wirkung und Alkohol führt zu einer Wirkverstärkung. NMDA steht für N-Methyl-D-Aspartat, ein erregender Neurotransmitter, und Alkohol führt zu seiner Wirkabschwächung. Die angstlösende und beruhigende Wirkung wird verstärkt. Die Suchtpotenz entfaltet sich durch erhöhte Dopamin- und Endorphinausschüttung.

6.2 Ab wann ist bei übermäßigem Alkoholgenuss mit einer Entzugssymptomatik zu rechnen?

Bei einem regelmäßigen Konsum von ca. über 120 g reinen Alkohol pro Tag, also mehr als 6 Flaschen Bier, 1,5 Flaschen Wein oder 239 ml Schnaps. Demnach müsste der amerikanische Schriftsteller Ernest Hemingway (1899–1961) eine erhebliche Entzugssymptomatik im Falle einer Abstinenz entwickelt haben. Allein zum Frühstück gab es drei Flaschen Rotwein, kurze Zeit später

Daiquiri-Cocktails, später Whiskey, dann Tequila, erneut Whiskey, dann Martinis, das Ganze abwechselnd bis spät in die Nacht. Kaum Entzugssymptomatik dürften die Menschen des Mittelalters entwickelt haben, da ein Dauerkonsum von Bier und Wein bestand, um das Wasser von deutlich schlechter Qualität nicht zu sich nehmen zu müssen. Der gesamte physiologische Flüssigkeitsbedarf wurde nur durch diese Getränke gestillt.

6.3 Wird Alkohol heute noch als Arzneimittel eingesetzt?

> »Ich will Ihnen nun kurz noch ein Mittel vorführen, dessen ich mich in den letzten zwei Jahren bei Schlaflosigkeit männlicher Irrer bediente und das mir ebenfalls weiterer Erforschung wert zu sein scheint ... es ist das Bier«.

Dies schrieb in den 1870er-Jahren der Assistenzarzt Eugen Wittlich (zitiert nach Linde 1988, S. 31). Schon 1.600 v. Chr. wurde Alkohol als Heilmittel in Ägypten auf Papyrus erwähnt.

Alkohol als Arznei heute – undenkbar. Eine Ausnahme: Die Methanolvergiftung. Der Alkohol in den alkoholischen Getränken ist chemisch gesehen Äthanol (C_2H_5OH). Genauso wie Methanol (CH_3OH), der jedoch hochgiftig ist. 30–100 ml können schon tödlich wirken. Auch führt Methanol durch eine Sehnervenschädigung zur Erblindung. Beide Alkohole, sowohl Methanol als auch Äthanol, werden durch das gleiche Enzym (Alkoholdehydrogenase) abgebaut. Die aus dem Methanol entstehende Zwischensubstanz (Ameisensäure) ist das eigentliche Gift. Und hier tritt nun Äthanol als Arzneimittel auf den Plan. Er wird dann in der

Intensivmedizin intravenös in einer so hohen Konzentration gegeben, dass die Alkoholdehydrogenase voll und ganz mit ihm beschäftigt ist und keine Möglichkeit mehr hat, Methanol zu verstoffwechseln, der dann unverändert mit dem Urin ausgeschieden wird. Erfahrungsgemäß muss eine Alkoholkonzentration von 1 Promille über 24–48 Stunden aufrechterhalten werden. Kleine rauschhafte Auszeit.

6.4 Warum wird bei einer Alkoholvergiftung keine Magenspülung durchgeführt?

So sinnvoll die Magenspülung bei manchen Lebensmittel- und den meisten Tablettenvergiftungen ist, bei einer Alkoholvergiftung ist bei ihr keine Wirkung zu erwarten. Das liegt daran, dass Alkohol von den Schleimhäuten des Verdauungstraktes gut und rasch resorbiert wird, was schon in der Mundschleimhaut beginnt. Wenn der Alkohol seine Wirkung entfaltet, ist er schon längst im Blut. Daran würde auch eine Magenspülung nichts ändern.

6.5 Was versteht man unter Anticraving-Substanzen?

Wörtlich übersetzt bedeutet das englische Verb »to crave« im Deutschen »etwas begehren« bzw. »sich nach etwas sehnen« –

somit sind, wenn von Anticraving-Substanzen die Rede ist, Wirkstoffe gemeint, die den »Sucht-« bzw. »Trinkdruck« verhindern sollen. Die bekanntesten in Deutschland sind Acamprosat, Naltrexon und Bupropion. Acamprosat wirkt wahrscheinlich über eine partielle Stimulation der GABA-Rezeptoren, die noch nicht süchtig machen, aber das Trinkverlangen reduzieren.

Naltrexon macht sich die teilweise Kreuztoleranz von Alkohol und Opiaten zu Nutze, indem es bestimmte Opiatrezeptoren antagonisiert bzw. blockiert, so dass die euphorisierende Wirkung von Alkohol verringert wird. Streng genommen also ein Mittel, das nicht das Trinkverlangen verringert, sondern die Trinkmenge. Der Alkoholiker merkt, dass auch bei fortgesetztem Alkoholkonsum die gewünschte Euphorie sich nicht mehr einstellt. Das funktioniert natürlich nur, wenn der Wille zur Trinkmengenreduktion fest vorhanden ist und Naltrexon regelmäßig eingenommen wird.

Ähnlich ist es bei Bupropion, einem bewährten Wirkstoff bei der Raucherentwöhnung (Zyban®). Mit dem Unterschied, dass Dopamin- und Noradrenalin-Rezeptoren nicht blockiert, sondern stimuliert werden. Das durch das Rauchen zugeführte Nikotin kann keine weitere Stimulation mehr bewirken, mit anderen Worten: Dem Raucher schmeckt die Zigarette einfach nicht mehr. Noradrenalin und Dopamin sind auch die Neurotransmitter, die eine bedeutsame Rolle in der pharmakologischen Depressionsbehandlung spielen. So wundert es nicht, dass Bupropion auch ein bewährtes Antidepressivum ist. Es ist ein gutes Beispiel dafür, dass man in der Medizin gar nicht so selten die Erfahrung macht, dass ein Medikament nicht nur gegen die eine, sondern auch gegen eine andere Erkrankung wirkt. Und vielleicht auch ein Hinweis dafür, dass an dem Satz »Hinter jeder Sucht steckt eine große Depression« mehr als ein Körnchen Wahrheit ist.

6.6 Was versteht man unter Kreuztoleranz?

Die Wirkungsabschwächung eines Pharmakons durch vorherige Einnahme eines anderen Pharmakons mit gleichem oder ähnlichem Wirkprinzip. Beispiel: Sowohl Alkohol als auch Benzodiazepine wirken unter anderem durch Stimulation am GABA-Rezeptor. Wenn nun über einen längeren Zeitraum ein deutlich erhöhter Alkoholkonsum vorliegt, steigt die Toleranz für Alkohol, so dass für die gleiche Wirkung eine höhere Dosis getrunken werden muss. Wenn dann Benzodiazepine eingenommen werden, wird für den gleichen Effekt ebenfalls eine höhere Dosierung benötigt. Dies bezeichnet man als Kreuztoleranz. Da Alkohol indirekt auf bestimmte Opiatrezeptoren stimuliert, besteht eine partielle Kreuztoleranz gegenüber Opiaten. Ausgeprägtere Kreuztoleranzen beobachtet man bei Amphetaminen und Kokain.

6.7 Warum vertragen Männer mehr Alkohol als Frauen?

Trotz der Gender-Mainstream-Ideologie, nach der es ein biologisches Geschlecht nicht geben soll, existieren doch offensichtliche biologische Unterschiede zwischen Mann und Frau, so auch bei der Verstoffwechselung von Alkohol. Frauen vertragen deswegen weniger Alkohol, da wegen des im Durchschnitt geringeren Körpergewichtes bei gleicher Menge an konsumierten Alkohol eine höhere Konzentration im Körpergewebe erreicht wird. Darüber hinaus ist bei Frauen das Alkohol abbauende Enzym Alkoholdehydrogenase geringer vorhanden als bei Männern.

6.8 Gibt es ethnische Unterschiede in der Verträglichkeit des Alkohols?

Etwa die Hälfte der chinesischen, japanischen und koreanischen Bevölkerung hat genetisch bedingt eine schwächere Variante eines bestimmten alkoholabbauenden Enzyms und kann somit auch weniger Alkohol vertragen. Es ist die Acetaldehyd-Dehydrogenase (ALDH). Acetaldehyd ist ein Zwischenprodukt im Alkoholabbau. Zuerst wird Alkohol durch die Alkohol-Dehydrogenase in das o. g. Acetaldehyd umgewandelt. Acetaldehyd bewirkt Gefäßerweiterung und Übelkeit. Durch die Gefäßerweiterung kommt es oft zu einem hochroten Kopf. Das Acetaldehyd abbauende Enzym Acetaldehyd-Dehydrogenase ist das entscheidende Enzym, das bei bestimmten Asiaten deutlich vermindert wirkt. Gewissermaßen kommt es dann zu toxischen Konzentrationen von Acetaldehyd. Die Alkoholverträglichkeit ist drastisch reduziert.

Andererseits: Ein chronischer Alkoholismus ist in diesen Bevölkerungsgruppen so gut wie unbekannt.

6.9 Alkohol und Psychopharmaka – schließt sich das streng aus?

Bei nicht müde machenden Antidepressiva muss auf das berühmte Glas Rotwein am Abend nicht verzichtet werden. Bei müde machenden Psychopharmaka besteht jedoch die Gefahr der deutlichen Wirkungsverstärkung. Hier sollte auf Alkohol ganz verzichtet werden. Wer will schon durch Sturzgefährdung eine schwerwiegende Verletzung erleiden? Auch Koma und Tod infolge eines sedierenden Psychopharmakons plus reichlich Alkohol wären keine Rarität.

7 Naturheilmittel

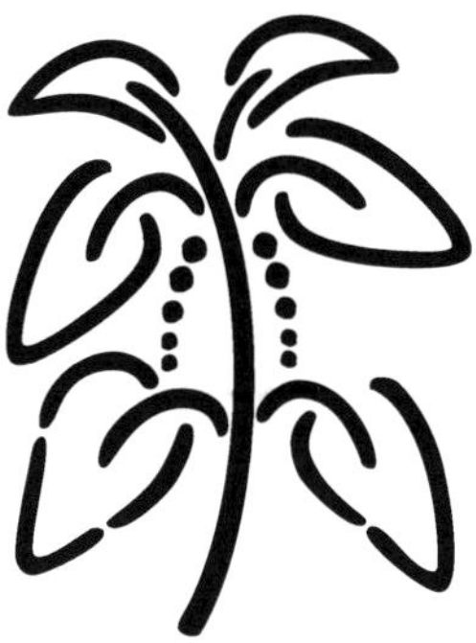

Exkurs: Naturheilmittel und schulmedizinische Präparate – ein Widerspruch?

In der Therapie mit Pharmaka einschließlich Psychopharmaka ist im kollektiven Bewusstsein die Einteilung in schulmedizinische Präparate und naturheilkundliche Mittel fest verankert. Diese Trennung ist nicht zeitgemäß. Sie war es noch nie. Die Geschichte zahlreicher etablierter Substanzen zeigt: Diese Trennung ist künstlich. Beispiel Digitalis. Diese stark herzwirksame Substanz aus den verschiedensten Arten des Fingerhutes war bis in die 1990er-Jahre das Mittel der Wahl in der Behandlung der Herzinsuffizienz, eine meist durch die koronare Herzerkrankung hervorgerufene verringerte Pumpleistung des Herzens.

Das aus dem Opium der Mohnpflanze gewonnene Morphium ist bis heute in der Schmerztherapie nicht wegzudenken.

Das aus der Tollkirsche gewonnene Atropin führt zu einer Herunterregulierung im Körper gegenüber Stimulierungen durch das parasympathische Nervensystem, wodurch bspw. die Herzfrequenz erhöht wird. In der Augenheilkunde erfolgt mit Atropin die Pupillenerweiterung und ermöglicht eine genauere Untersuchung des Augenhintergrundes. Venezianische Prostituierte in der Renaissance machten sich diesen Effekt zunutze, um einen Orgasmus vorzutäuschen. Insbesondere durch die Beschleunigung der Herzfrequenz hat Atropin bis heute einen festen Stellenwert in der Notfallmedizin.

Genauso wie Cannabis in der Behandlung der durch Multiple Sklerose induzierten schmerzhaften Spastik.

Acetylsalicylsäure, kurz ASS genannt, ist ein Weiderindenextrakt und wird weltweit in der Prävention von Herz- und Hirninfarkten verwendet.

Ephedrin stammt aus den Pflanzen der Meerträubelarten und durch Abspaltung einer Wasserstoff-Sauerstoff-Gruppierung (Hydroxygruppe) entsteht Amphetamin, eines der wirkungsvollsten Stimulanzien. Ephedrin selber war eines der wichtigsten Asthmamittel und ein beliebtes Dopingmittel im Sport.

Codein, eine Abwandlung von Morphin, wirkt auch heute noch hervorragend gegen chronischen Reizhusten. Die Liste ließe sich beliebig fortsetzen. Und trotzdem halten viele Zeitgenossen an der kategorialen Trennung schulmedizinischer Präparate vs. naturheilkundliche Mittel verbissen fest. Hier die zarten Pflanzen, dort die böse Pharmaindustrie. Gerade in Deutschland ist diese Trennung hoch im Kurs. Vielleicht liegt es an der »Deutschen Schwere«, von der die Franzosen seit der Reformation sprechen. Die Französische Revolution links des Rheines, Deutsche Romantik rechts des Rheines. Die Gegenbewegung zur Aufklärung hat die Deutschen wahrscheinlich immer noch fest im Griff. Realitätsverweigerung und Überhöhung des Ideals – so sehen uns viele in den Nachbarländern. Der Hang der Deutschen zur Romantik lässt sich naturwissenschaftlich nicht beweisen, ein Körnchen Wahrheit könnte aber durchaus darin stecken.

Wenn man es ganz puristisch zurückverfolgt, so stammen auch die schulmedizinischen Präparate und deren Moleküle und Atome letztlich aus der Natur. Wenn Sauerstoff (O_2) und Wasserstoff (H_2) in einem Reagenzglas gemischt und eine Flamme darin gehalten wird, so entsteht ein lauter Knall und am Reagenzglas erkennt man feine Wassertröpfchen, H_2O. Niemand würde behaupten, dass dies in einem chemischen Experiment erzeugte Wasser ein künstliches Produkt sei.

Egal ob naturheilkundliches Mittel oder schulmedizinisches Präparat, die entscheidenden Fragen sind immer: Welche Dosis, welche Wirkungen, welche Nebenwirkungen.

7.1 Johanniskraut – keinerlei Nebenwirkungen?

»Gibt es da nicht was Pflanzliches, ich mag keine Chemie«. Außer Pathologen und Rechtsmedizinern bekommen diesen Satz wohl Ärzte aller Fachrichtungen in schöner Regelmäßigkeit zu hören. Doch der Lehrsatz von Theophrastus Bombastus von Hohenheim, auch Paracelsus genannt (1493-1541), »All Ding sind Gift und kein Ding ist ohne Gift, nur die Menge macht das Gift« gilt auch für pflanzliche Arzneistoffe. Genauso wie Johanniskraut (Hypericum) gegen Depressionen wirkt, hat es auch Nebenwirkungen. Diese können eine erhöhte Lichtempfindlichkeit der Haut verursachen, zu Magen-Darm-Beschwerden führen oder die Wirksamkeit der »Pille« und anderer Medikamente herabsetzen. Unter diesen spielen insbesondere Zytostatika eine große Rolle. Diese Medikamente haben einen wichtigen Stellenwert in der Krebstherapie. Da die Häufigkeit für Ängste und insbesondere Depressionen bei Krebspatienten nach Bekanntgabe der Diagnose zwischen 30 % und 60 % liegt, kommen auch regelmäßig Antidepressiva in der Behandlung zum Einsatz. Gewünscht wird dann häufig von den Patienten – da sie ja schon ein oder mehrere Zytostatika mit potentiell erheblichen Nebenwirkungen einnehmen – ein pflanzliches Mittel, da dieses mit Null Nebenwirkungen assoziiert wird. Genau dies trifft aber hier nicht zu. Denn

Johanniskraut führt nahezu bei allen Zytostatika durch Induktion der abbauenden Enzyme zu einem deutlichen bis kompletten Wirkverlust.

7.2 Ginkgo bei Demenz?

Durchaus, aber nicht bei allen Schweregraden und Ursachen. Am besten wirkt es bei leichter bis mittelschwerer Demenz auf der Basis von Durchblutungsstörungen oder eines M. Alzheimer. Auch ist Ginkgo nicht gleich Ginkgo, sondern besteht aus zahlreichen unterschiedlichen Extrakten. Nachgewiesen ist die o. g. Wirkung nur für das Spezialextrakt EGb 761®. Der exakte Wirkmechanismus ist nicht bekannt.

Exkurs: Wie diagnostiziert man eine Demenz in fünf Sekunden?

Demenz, die erworbene Intelligenzminderung, stellt in den Industrienationen ein zunehmendes epidemiologisches Problem dar. In Deutschland gehen wir aktuell von mindestens einer Millionen Patienten aus. Eine Fülle von internistischen, neurologischen und psychiatrischen Erkrankungen (hier sind es in erster Linie die Suchterkrankungen) kann zur Demenz führen. Differentialdiagnostisch besonders wichtig ist die Trennung von behandelbaren und nichtbehandelbaren Ursachen der Demenz. Häufigste behandelbare Ursache ist die Hypothyreose. Die häufigsten Formen der Demenz mit nichtbehandelbaren Ursachen sind die Demenz vom Alzheimer-Typ sowie das Parkinson-Syndrom. Für die exakte Diagnostik liegen eine Fülle von testpsychologischen, laborchemischen einschließlich Liquorparametern sowie bildgebenden Verfahren vor.

In der Frühphase einer Demenz kann der psychopathologische Befund unauffällig sein und nur die anamnestischen bzw. fremdanamnestischen Angaben lassen an eine Demenz denken. Erst im späteren Verlauf können neurologische Befunde wie Reflexsteigerung, positiver Palmomentalreflex oder Primitivreflexe, wie enthemmte motorische Schablonen, hinzu treten.

Bei der Fülle an testpsychologischer und apparativer Zusatzdiagnostik, der ausführlichen Beschreibung von anamnestischen Kriterien und neurologischen Befunden, auch schon lange vor Alois Alzheimer (1906), scheint ein eindrucksvolles Merkmal bislang noch unerwähnt. Oder ist der Erwähnung einfach nicht wert gewesen. Wegweisend ist es trotzdem. Wenn ein Patient in der zweiten Lebenshälfte mit einem Angehörigen den Untersuchungsraum betritt, Platz genommen hat und gefragt wird, was ihn in die nervenärztliche Sprechstunde führe, so wird der Demenzpatient, ohne den Hauch einer eigenen Bemühung, fast reflexartig zum Angehörigen blicken, was für diesen eine gewohnte Aufforderung darstellt, die Frage für den Patienten zu beantworten. Natürlich kann dieses Verhaltensmuster, insbesondere in der ersten Lebenshälfte, eine Fülle anderer Ursachen haben. Hier ist es besonders bei Angsterkrankungen und selbstunsicheren Persönlichkeiten zu beobachten. Der hilfesuchende Blick zum Angehörigen ist aber in der zweiten Lebenshälfte für eine Demenz nahezu pathognomonisch.

Aus Voß, B.: Beobachtungsgabe oder wie diagnostiziert man eine Demenz in fünf Sekunden?, Wirtschaftsmagazin für den Nervenarzt, Nr. 4(22)/2017: S. 36. Abdruck mit freundlicher Genehmigung.

7.3 Hilft Lavendel gegen Angst?

Zunächst einmal: Wo kommt der Name überhaupt her? Er leitet sich ab vom lateinischen Wort Lavare, welches Waschen bedeutet. Denn schon seit Jahrhunderten wird Lavendel wegen seiner Duftnote als Zusatzstoff beim Waschen benutzt.

Mehrere Studien haben durchaus eine angstspezifische Wirkung nachweisen können, die jedoch nicht so ausgeprägt ist wie bspw. bei den Benzodiazepinen. Andererseits besteht bei Lavendel kein Abhängigkeitspotential.

7.4 Wogegen wirkt das Extrakt der Passionsblume?

Der Name Passionsblume leitet sich vom lateinischen Passio ab, welches Leiden bedeutet. Gemeint ist das Leiden Christi am Kreuz. Der Jesuit Ferrari von Sienna (1653) interpretierte die eigenwillige Morphologie der Blüten als Nägel, die bei der Kreuzigung Christi verwendet wurden.

Die Passionsblume wirkt durchaus bei leichten nervösen Unruhezuständen und Schlafstörungen und Ängsten. Besonders interessant ist eine Kombination aus Baldrian, Hopfen und Passionsblume. Die Trias dieser Wirkstoffe erleichtert die Entwöhnung von Benzodiazepinen bei Schlafstörungen.

7.5 Klosterfrau Melissengeist – Was wirkt da auf die Psyche?

Wer hier auf Melisse tippt, liegt voll daneben. Denn in diesem Fall kommt der Geist aus der Flüssigkeit, in dem die pflanzlichen Extrakte der Melisse aufgelöst sind und das ist Alkohol. Klosterfrau Melissengeist enthält bis zu 96 Vol.-% Alkohol. Für manch ältere Patienten der Stimmungsaufheller schlechthin. Wenn bei dieser Patientengruppe die Frage nach Medikamenten mit »Gar keine, nur Klosterfrau Melissengeist« beantwortet wird, sollten alle suchtmedizinischen Lampen aufleuchten. Konsummengen von 200–400 ml täglich sind keine Kuriositäten.

7.6 Wie wirkt Kava-Kava?

Kava-Kava, wörtlich übersetzt »bitteres Getränk«, ist die am weitesten verbreitete Droge in Ozeanien. Der Entdecker James Cook (1727–1779) war vermutlich der erste Europäer, der in den Genuss dieser Substanz kam. Sie hat eine teilweise euphorisierende Wirkung, hinzu kommen Muskelentspannung und Krampflösung. In hohen Dosen tritt eine stark schlaffördernde Wirkung ein. Die Wirkung ist insgesamt recht ähnlich mit der des

Diazepams. Und tatsächlich weisen die Inhaltsstoffe der Kava-Pflanze, die Kawapyrone, eine strukturchemische Ähnlichkeit mit dem Diazepam auf. Es gibt Hinweise, dass sie ebenfalls mit dem Benzodiazepinrezeptor in Wechselwirkung treten.

7.7 Wird Diazepam ausschließlich im Labor hergestellt?

Der Rezeptor für Diazepam konnte in allen Wirbeltieren gefunden werden. Er muss also in der Evolution des Nervensystems schon sehr früh aufgetreten sein. Das lässt auf eine bedeutsame Funktion schließen. Tatsächlich ist Diazepam ein natürlicher Transmitter im Nervensystem. Somit liegt zwingend nahe, dass Diazepam ein Naturstoff ist. Dieser wurde dann auch in der Kartoffel und in verschiedenen Getreiden nachgewiesen. Allerdings in so geringer Konzentration, dass selbst bei Verzehr eines Zentners Kartoffeln von keiner Wirkung auszugehen ist.

8 Rechtliche Fragen

§

Achtung: Die meisten Juristen denken ein wenig anders. Das muss nicht unbedingt verkehrt sein. Insofern sind die folgenden Antworten noch weniger als bisher der Weisheit letzter Schluss, denn bei Advokaten heißt es nicht nur »es kommt darauf an«, sondern das Motto ist auch, dass bei der Frage wie viel 2 + 2 ist, nicht nur 4 herauskommt, sondern auch, was dabei rauskommen sollte ...

8.1 Beeinträchtigen alle Psychopharmaka die Fahrtauglichkeit?

Wenn man den Beipackzetteln Glauben schenkt, eindeutig ja. Man muss jedoch wissen, dass Beipackzettel in Deutschland federführend von Juristen verfasst werden und Ärzte dabei nur noch als Berater dienen. Aus absicherungsrechtlichen Gründen werden dann auch seltenste Nebenwirkungen und Eventualitäten aufgeführt, was die meisten Patienten verunsichert. So paradox es sich anhören mag: Tatsächlich ist es so, dass viele Patienten erst durch Psychopharmaka ihre Fahrtauglichkeit wiedergewinnen. So sind bei einer ausgeprägten Depression Auffassungsvermögen, Konzentration und Reaktionsschnelligkeit soweit vermindert, dass dies mit einer Verkehrstauglichkeit nur schwer zu vereinbaren ist. Viele Antidepressiva wirken nicht nur antidepressiv, sondern verursachen auch keine Müdigkeit oder Herabsetzung der Reaktionsschnelligkeit. Oder Beispiel Schizophrenie: Diese Erkrankung geht häufig mit akustischen Halluzinationen und Wahnideen einher. Beides Symptome, durch die die Verkehrstauglichkeit nicht gerade verbessert wird. Auch hier wird durch Antipsychotika Fahrtauglichkeit wieder hergestellt.

8.2 Warum und wann führt Alkohol zur Schuldunfähigkeit?

Warum, dürfte fast jeder zumindest einmal bei sich erlebt haben. Ab einer bestimmten, individuell unterschiedlichen Trinkmenge, ist man einfach nicht mehr Herr seiner Sinne. Juristen sprechen hier von »krankhafter seelischer Störung«. Neben Alkohol kann dies eine Fülle anderer Ursachen sein, z. B. Intoxikation, Gehirnentzündungen, epileptische Anfälle, Hirnverletzungen, etc. Alle diese Ursachen müssen das Denk-, Urteils- und Entscheidungsvermögen so ausgeprägt beeinträchtigen, dass eine freie Willensentscheidung nicht mehr möglich ist. Oder, um auf den Alkohol zurückzukommen: Im nüchternen Zustand wäre diese oder jene Tat nie geschehen.

Im Hinblick auf die Frage, ab wann Alkohol zur Schuldunfähigkeit führt, wird es schon komplizierter. Grundsätzlich geregelt ist in Deutschland die »Schuldunfähigkeit wegen seelischer Störungen« in § 20 des Strafgesetzbuches (StGB):

> »Ohne Schuld handelt, wer bei Begehung der Tat wegen einer krankhaften seelischen Störung, wegen einer tiefgreifenden Bewusstseinsstörung oder wegen Schwachsinn oder einer schweren anderen seelischen Abartigkeit unfähig ist, das Unrecht der Tat einzusehen oder nach dieser Einsicht zu handeln«.

§

Ab einer Blutalkoholkonzentration von 3 Promille und mehr wird regelmäßig von Schuldunfähigkeit ausgegangen, wobei es sich um eine widerlegliche Vermutung handelt, also auch hier Einzelfallumstände maßgebend sind. Denn die Blutalkoholkonzentration alleine reicht zur Beurteilung nicht aus. Bei gleicher Promillezahl schwankt der sonst nur Wasser trinkende Gesundheitspolizist und fängt an zu Lallen, während der Ernest Hemingway-Verschnitt gerade steht und sich klar artikulieren kann.

8.3 Ist ein unter Psychopharmaka unterschriebener Vertrag anfechtbar?

Willenserklärungen von Geschäftsunfähigen sind in Deutschland nach § 105, Absatz 1, des Bürgerlichen Gesetzbuches (BGB) nichtig. Nichtig sind auch Willenserklärungen, die »im Zustand der Bewusstlosigkeit oder vorübergehender Störung der Geistestätigkeit abgegeben« worden sind (BGB, § 105, Absatz 2). Es muss also bewiesen werden, dass eine freie Willensbildung zu dem maßgebenden Zeitpunkt nicht vorgelegen hat. Psychopharmaka führen nur in Ausnahmefällen (Überdosierung bis hin zur Vergiftung, Einnahme bei Erkrankungen, für die sie nicht vorgesehen sind, die sogenannten Kontraindikationen, etc.) zu einer Beeinträchtigung der freien Willensbildung. Somit ist die alleinige Einnahme von Psychopharmaka nicht entscheidend, sondern eine davon ausgehende so erhebliche und vor allem nachweisbare Nebenwirkung, dass die Willensbildung gestört ist. Und das ist, wie gesagt, in aller Regel nicht der Fall.

8.4 Wann dürfen Psychopharmaka ohne Einwilligung des Patienten gegeben werden?

Sehr selten. Und zwar nur dann, wenn in Folge einer psychischen Erkrankung eine akute Eigen- oder Fremdgefährdung besteht, die anders nicht abzuwenden ist. Bspw. wenn eine Fixierung nicht ausreicht zur Gefahrenabwehr. Da wird es schwierig zu argumentieren. Ein Argument wäre, dass die psychomotorische Unruhe so groß ist, dass der Patient droht, sich auch in der Fixierung zu verletzen oder zu strangulieren. Ist der Patient schwer psychisch krank, ohne dass eine Gefährdung von ihm ausgeht, muss er von der Einnahme eines entsprechenden Medikamentes zwei Wochen versucht werden zu überzeugen. Danach kann ein Antrag auf Verabreichung gegen seinen Willen bei Gericht gestellt werden.

8.5 Falls bei einem Psychopharmakon gravierende Nebenwirkungen auftreten, wer haftet? Arzt oder Pharmafirma?

Wahrscheinlich beide … – nicht. Der Patient, so sollte es jedenfalls sein, wird über Wirkungen und Nebenwirkungen von Arzt, Apotheker und Beipackzettel aufgeklärt. Er weiß also, was auf ihn zukommen könnte, auch wenn es noch so unwahrscheinlich ist. Hier haftet keiner von beiden, aber die Behandlungskosten der Nebenwirkungen werden auf jeden Fall von der Krankenkasse übernommen. Anders sieht es bei der Off-Label-Verordnung aus.

8.6 Was ist eine Off-Label-Verordnung?

Dies ist die Verordnung eines Medikamentes, das für die Erkrankung des Patienten nicht zugelassen ist. Praktiziert werden solche Verordnungen, wenn die etablierten Therapien versagt haben oder wegen Nebenwirkungen abgebrochen werden mussten. Über die Off-Label-Behandlung muss der Patient aufgeklärt werden. Wenn etwas schief läuft, haftet der Arzt mehr, die Herstellerfirma weniger.

8.7 Darf man chronisch schlechtgelaunten Zeitgenossen Psychopharmaka unbemerkt ins Essen geben?

Eine Scherzfrage? Könnte man durchaus meinen. Dennoch wird sie mir von Angehörigen von Patienten mehrfach im Jahr gestellt – ganz ernsthaft. Man muss es ganz klar sagen: es wäre ein eindeutig unethisches Vorgehen. Denn wer bestimmt überhaupt, was gut- und schlechtgelaunt ist? Das Szenario des immer glücklichen, ausgeglichenen und von allen Schicksalen, Notlagen und Krankheiten befreiten Menschen ist letztlich ein Wahnthema der Psychoindustrie.

Selbst bei Wahnkranken oder anderen Patienten, die an einer Psychose leiden und sich selbst oder andere gefährden, gäbe es neben der ethischen Fragwürdigkeit einen wichtigen psychologischen Grund, der ein solches Vorgehen verbieten würde. Gerade diese Patienten sind äußerst misstrauisch. Sie würden eine Veränderung ihrer selbst durch die Medikamente, die man ihnen in das Essen gibt, bemerken. Ob durch Wirkung oder Nebenwirkung spielt nicht die entscheidende Rolle. Aber allein die Tatsache, dass ein solches Vorgehen nicht mit ihnen besprochen wurde, würde ihr Misstrauen deutlich erhöhen und die biochemische Wirkung der Medikamente mindestens zum Teil konterkarieren. Der Vertrauensverlust wäre jedoch langfristig die schlimmere Folge.

8.8 Warum dürfen Psychologen keine Psychopharmaka verschreiben?

Für 90 % der Bevölkerung sind Psychiater und Psychologen gleich. Tatsächlich haben Psychologen Psychologie studiert und Psychiater Medizin. Nur Letztere dürfen in Deutschland – und im weit überwiegenden Teil der Welt ist das genauso geregelt – Medikamente verschreiben. Die meisten Psychopharmaka sind in Deutschland verschreibungspflichtig. Und dieser Verschreibungspflicht dürfen nur Ärzte nachkommen. So ist nun mal die gesetzliche Regelung.

Neben vielen anderen Dingen sieht man auch dies in den USA etwas anders. Dort dürfen Psychologen Psychopharmaka verschreiben. Da insbesondere von den neueren Antidepressiva von der Gruppe der Selektiven Serotonin-Rückaufnahmehemmer bei einem Patienten ohne organische Vorerkrankungen kaum schwerwiegende Nebenwirkungen zu erwarten sind, ist es schon nachvollziehbar, dass Amerikaner dies etwas lockerer handhaben.

§

Exkurs: Justiz und Medizin – die beste Ehe aller Zeiten

Ist sie wirklich. Beispiel Beipackzettel. Der wird schon seit Jahren federführend von Juristen verfasst, Ärzte dienen da nur noch als Berater. Das führt dazu, dass auch noch die unwahrscheinlichsten Nebenwirkungen aufgeführt werden. So wird der Patient beruhigt und hat bei der Einnahme ein angenehmes und sicheres Gefühl. Oder mal eben ein Attest ausstellen, dass der Patient unter dem Antidepressivum fahrtauglich ist, obwohl im Beipackzettel steht, dass genau dies nicht der Fall ist. Na ja, wenigstens der Fall nicht ausgeschlossen werden kann. Atteste dieser Art stellt jeder Arzt gerne aus. Aber sofort. Oder mal eben ausführlich und nachvollziehbar und plausibel attestieren, dass Arbeitnehmer X in Firma Y auch tatsächlich voll arbeitsfähig ist, auch wenn dies aus der Beendigung der Arbeitsunfähigkeitsbescheinigung klar hervorgeht, nur weil dem Justiziar der Firma etwas Neues eingefallen ist. Jeder Arzt hat dafür volles Verständnis. Atteste diktieren und unterschreiben – gibt's was Schöneres? So richtig schön wird die Ehe aus Medizin und Justiz, wenn aus Justitia's Schoß immer sinnvollere Paragraphen schlüpfen. Natürlich für die absolut sichere und perfekte Welt. Wie die DSGVO, Die Sauberste Generallösung Von Omnipotenzabsicherungen, 'tschuldigung, Datenschutzgrundverordnung. Auch wenn und vielleicht weil diese im EU-Uterus ausgebrütet wurde: Sie ist so richtig schön gründlich, faustisch, deutsch. Der Datenschutz beginnt schon bei der Anmeldung. Gehörte es früher zum guten Ton einer deutschen Arztpraxis, dass auf der Anmeldetheke die Patientenkarteien gut lesbar auslagen, damit jeder sich über Geschlechtskrankheiten und Alkoholmissbrauch der Nachbarschaft informieren konnte, gehört dies heute der Vergangenheit an. Dank DSGVO, ohne DSGVO völlig undenkbar. Auch unschöne Szenen wie das durch den Wartesaal gebrüllte: »Frau Meier, bei der Überweisung zum Zychater, worum ging et da noch ma?«, werden nun im Keim erstickt. Durch DSGVO sollen Ärzte und ihr Personal für Datenschutz sensibilisiert werden. Das war auch bitter nötig, denn Ärzte hatten vor DSVGO nichts anderes im Sinn, als an den Wochenenden die spannenden Ein- und Durchschlafprobleme ihrer Patienten ins Internet zu stellen. Was ist die Ärzteschaft doch für ein unsensibler Haufen.

Die Installierung der DSVGO soll ja ein bisschen knifflig und zeitaufwendig sein. Wenn man die Umsetzung alleine nicht gebacken bekommt, so können dies externe Dienstleister und Digitalspezialisten. Natürlich ethisch hoch aufgeladen und ohne jegliches finanzielles Interesse. Demnächst könnte es auch Datenschutzbeauftragte für jede Arztpraxis geben. Die Diskussion darüber ist noch nicht abgeschlossen. Arztpraxen werden in ihrer Arbeit tatkräftig unterstützt durch Qualitätsmanagement, Gesundheitsämter – warum nicht auch durch Datenschutzbeauftragte? Der Datenschutzbeauftragte ist im Medizinsystem mindestens so bedeutungsvoll wie der Rettungssanitäter. Darüber thront nur noch der Jurist.

Juristen: Ihr Gott ist die komplizierte Lösung, die einfache ihr Teufel. Das fängt schon lange vor dem Studium an. Sozusagen bei der ersten Liebe.

Sich in Verkomplizierungen zu verlieben ist für Juristen, frei nach Oscar Wilde, der Beginn einer lebenslangen Romanze. Im Studium lernen sie dann, dass eine Sache nie ein Ende hat und dass sich immer noch was drehen lässt.

Und wie man neulich den Zeilen eines Justitiars entnehmen konnte, sei die DSGVO so wichtig wie Hygienevorschriften. Ach was, sie ist mindestens so wichtig wie notfallmedizinische Grundkenntnisse. Deswegen werden die intensivmedizinischen Abteilungen von Krankenhäusern in Zukunft auch von Professor Dr. jur. und nicht mehr von Professor Dr. med. geleitet. Das kann man ruhig so machen, das wird schon laufen. Wie im Bundestag. Dort stellen Juristen die am meisten vertretene Berufsgruppe dar. Ob Gesundheit, Finanzen, Verteidigung, Innere Sicherheit – die können alles. Am besten Gesetze machen. Wie DSVGO. Die dürfte schon bald veraltet sein. Wir freuen uns auf die neue.

Aus Voß, B.: Ehezwist zwischen Justiz und Medizin, Junge Freiheit, Ausgabe 48, 23.11.2018. Abdruck mit freundlicher Genehmigung.

9 Kuriosa

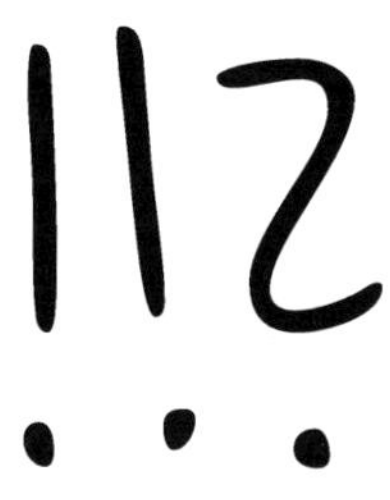

9.1 Wirken Psychopharmaka auch bei Tieren?

Durchaus möglich. Schließlich ist der Mensch mit dem Schimpansen genetisch zu 99 % identisch. Mit Hunden zu über 85 %. Insofern wäre es eher verwunderlich, wenn Psychopharmaka bei Tieren nicht wirkten. Bei zu devotem und scheuem Verhalten verordnen amerikanische Tierärzte wie selbstverständlich den Hunden Antidepressiva, die den Serotoninstoffwechsel anheben. Sexuelle Nebenwirkungen wie Ejakulation- und Orgasmusverzögerungen, die bei diesen Präparaten eine nicht seltene Nebenwirkung darstellen, spielen keine Rolle, da die Haustiere nahezu alle kastriert sind.

9.2 Wenn die Haut der Spiegel der Seele ist, werden somit Psychopharmaka auch bei bestimmten Hautkrankheiten eingesetzt?

Untersuchungen an Patienten mit Hauterkrankungen haben auf eine überdurchschnittliche Häufigkeit psychischer Erkrankungen hingewiesen. Insbesondere bei Neurodermitis und Psoriasis (Schuppenflechte). Hier hat sich Opipramol als hilfreich erwiesen, wegen der geringen Nebenwirkungsrate eine Art »Psychopharmakon light« gegen Ängste, innere Unruhe, Nervosität, Schlafstörungen und psychosomatische Beschwerden.

9.3 Wie vertragen sich Psychopharmaka mit Homöopathie?

Hierzu gibt es keine Studien. Von den meisten Schulmedizinern wird die Wirkung von Homöopathika generell bestritten. Meine eigenen Erfahrungen nach können Homöopathika im Einzelfall durchaus wirken. Und nicht nur ich habe die Beobachtung gemacht, dass Patienten, bei denen Homöopathika gut wirken, schulmedizinische Präparate ausgesprochen schlecht vertragen und umgekehrt.

9.4 Seit wann weiß man, dass Hormone eine Wirkung auf die Psyche haben?

Vermutlich schon seit der Jungsteinzeit im 7./8. Jahrtausend v. Chr., als Jäger und Sammler der nördlichen arabischen Halbinsel sesshaft wurden und entdeckten, dass Stiere nach einer Kastration nicht nur größer wurden und eine höhere Fettmasse hatten, sondern sich auch im Wesen änderten. Sie waren weniger aggressiv und gutmütiger, so dass man sie als Zug- und Arbeitstiere einsetzen konnte. Kastration wurde auch beim Menschen seit Jahrtausenden durchgeführt und im Matthäus-Evangelium (Mt 19, 12) der Bibel heißt es in der Fassung der sog. Einheitsübersetzung: »Denn es ist so: Manche sind von Geburt an zur Ehe unfähig, manche sind von den Menschen dazu gemacht und manche haben sich selbst dazu gemacht – um des Himmelsreiches Willen.« Selbst zu Beginn des 20. Jahrhunderts wurde die operative Entfernung der Eierstöcke zur Behandlung der Hysterie nicht nur theoretisch erörtert, sondern auch praktiziert.

Exkurs: Warum die Moleküle Östrogen und Testosteron voneinander träumen

Sexualtherapie. Bisexuelle Klientin: »Natürlich schlafe ich noch mit Männern. Aber den sensitivsten Sex habe ich bisher nur von Frauen bekommen.« Sexualtherapeutin: »Den werden Sie von Männern auch nicht bekommen.«

Das sehen Genderaktivistinnen anders. Sie agieren nach dem Motto: »Wenn eine Theorie mit der Wirklichkeit nicht übereinstimmt, umso schlimmer für die Wirklichkeit.« Nach ihrer Theorie sollen biologische Geschlechter rein soziale Konstrukte sein. Mit anderen Worten: Mann und Frau gibt's gar nicht. Komisch, dass wir in tausenden von Jahren nicht selbst darauf gekommen sind. Wir müssen ziemlich naiv gewesen sein. Erst durch Genderaktivistinnen lernen wir, dass Geschlecht ein soziales Konstrukt ist und im Spannungsfeld zwischen gesellschaftlichem Diskurs und Bedeutungshoheit oszilliert. Die Biologie soll gefälligst die Klappe halten. »Man kann die Natur mit einer Mistgabel hinausjagen, sie kommt dennoch stets zurück«, erkannte schon der römische Dichter Horaz. Auch über 2000 Jahre später wird dies von den Naturwissenschaften und der Neurobiologie bestätigt.

Bei aller Gleichheit von Mann und Frau, im Detail offenbart sich so mancher Unterschied, nicht nur beim Sex, auch im Gehirn. Zahllose neuroanatomische Geschlechtsunterschiede gibt es sicherlich nicht, aber sie lassen sich auch nicht auf null reduzieren. Schon wenige Wochen nach Verschmelzung von Ei und Samenzelle geht's los. Vorher geht's für uns Männer ums nackte Überleben. Sowohl Ei- als auch Samenzelle verfügen im Zellkern über 23 Chromosomen statt 46 wie bei allen anderen Körperzellen. Nur mit der Hälfte ausgestattet, fängt der Kampf um die Frau an, Millionen schwimmen los und nur einer kann gewinnen. Das Geschlecht des zukünftigen Erdenbürgers bestimmt übrigens der Mann, die Geschlechtschromosomen XX stehen für das weibliche, XY für das männliche Geschlecht, Eizellen haben als Geschlechtschromosomen nur X-Chromosomen, Samenzellen sowohl X- als auch Y-Chromosomen. Durch die minimal leichteren »Y-Samenzellen« soll auch der dezente Männerüberschuss erklärbar sein.

Schon ab der 6./7. Schwangerschaftswoche beginnt beim männlichen Fötus das Wachstum der Hoden. Diese wiederum produzieren Testosteron, welches das Wachstum der linken Gehirnhälfte verlangsamt. Die rechte Gehirnhälfte kommt nun mehr zum Zug und sie ist es, die bei Männern dominiert. Sie ist zuständig für Abstraktion und das räumliche Vorstellungsvermögen. Es entspricht der allgemeinen Lebenserfahrung, dass Männer die Wege viel sicherer finden als Frauen. Diese wiederum sind sprachlich besser drauf, was eine Funktion der linken Gehirnhälfte ist, die sich ohne Einfluss von Testosteron besser entwickeln kann. Auch im Erwachsenenalter haben Östrogen und Testosteron Einfluss auf kognitive Fähigkeiten. Beispiel räumliche Orientierung: Testosteron fördert, Östrogen hemmt sie. Wenn Östrogen bei der Menstruation die niedrigste Serumkonzentration aufweist, schneiden Frauen in Tests zur räumlichen Orientierung am besten ab. Am schlechtesten sind die Leistungen der verbalen Fähigkeiten.

Doch nicht nur Hormone, alle Sinneseindrücke, das gesamte Denken, Planen und Fühlen verändert die zellulären und molekularen Strukturen unseres Gehirns. Der unendliche Strom von Wahrnehmungen und Handlungen hinterlässt seine Spuren, eingebettet in den neuroanatomischen Grundstrukturen. Kleiner Crashkurs in Neuroanatomie. Das walnussartige Gehirn besteht aus einer rechten und einer linken Gehirnhälfte, die sich jeweils in vier Hirnlappen unterteilen. Oberhalb der Augenhöhle und hinter der Stirn befindet sich der Stirn- bzw. Frontallappen. Diese Hirnregion hat beim Igel einen Anteil von weniger als 1 % vom Gesamtgehirnvolumen, der beim Menschen dann bei fast 30 % liegt – kein Wesen der Evolution kommt auf einen höheren Wert. Der Frontallappen macht den Menschen zum Menschen, er repräsentiert seinen Geist. Der Frontallappen erschafft Ideen und Werke. Galilei, Da Vinci, Mozart, Einstein – ohne ihre Frontallappen wäre die Welt eine andere.

Erinnerung und Gedächtnis sind die Domäne des darunter liegenden Schläfenlappens bzw. Temporallappens. In seinem Inneren befindet sich der Mandelkern, auch Amygdala genannt. Ein Teil dieses Kerns springt immer dann an, wenn sexuell aktivierende Duftstoffe die Nasenschleimhaut kitzeln. Er ist bei Männern 65 % größer als bei Frauen. Bei bestimmten Gerüchen denken Männer öfter an Sex als Frauen. Und nicht nur bei Gerüchen. Es ist eine alte Therapeutenerfahrung, dass zu wenig Sex für Männer ein weit größeres Problem ist als für Frauen. Interessant in diesem Zusammenhang: Zahlreiche Studien fanden heraus, dass Männer den Geruch ihrer Partnerinnen stets als angenehm empfanden, Frauen teilten diese Empfindung nicht unbedingt.

Etwas weiter hinten und oberhalb des Temporallappens befindet sich der Scheitellappen bzw. Parietallappen. Er ist zuständig für die räumliche Orientierung und funktioniert bei Männern eben etwas effizienter. Als abschließende Gehirnregion befindet sich hinter dem Parietallappen der Hinterhauptlappen bzw. Okzipitallappen, der für die Wahrnehmung optischer Eindrücke zuständig ist. Geschlechtsdifferenzen? Keine. Anders sieht es schon beim Balken aus, eine etwas plumpe Beschreibung für das im Zentrum des Gehirns liegende Nervenfaserbündel, das die rechte mit der linken Gehirnhälfte verbindet. Schließlich muss die rechte wissen, was die linke tut. Und das tut sie bei Frauen besser als bei Männern. Denn dieses Nervenfaserbündel ist bei Frauen stärker ausgeprägt als bei Männern.

Auch unter ganz basalen Aspekten wie dem Gewicht zeigen sich geschlechtsspezifische Unterschiede. So ist das Gehirn von Männern durchschnittlich 11 % schwerer als das von Frauen. Dies ist indes kein Biomarker für einen Intelligenzvorsprung, sorry, funktioniert nicht. Losgelöst von der Anatomie gibt es weitere geschlechtsspezifische Unterschiede, so bei psychischen Krankheiten. Da sind in der Summe Männer und Frauen gleich häufig betroffen, aber in wichtigen Details gibt es Unterschiede. Angst- und Essstörungen betreffen wesentlich mehr Frauen als Männer. Letztere haben den ersten Platz bei antisozialen Persönlichkeitsstörungen oder dem Verlust der Impulskontrolle. Hier scheint die Biologie zu dominieren. Auch der Satz »Frauen werden depressiv, Männer saufen« ist kein Klischee. Stimmt wirklich. Hier scheint die Soziologie dominant zu sein.

Auch in der Neuroimmunologie sind Männer und Frauen nicht rein soziologisch determiniert. Die Biologie hat Frauen mit dem effektiveren Immunsystem ausgestattet. Mal von Vor-, mal von Nachteil. So gut wie die Abwehr von Bakterien und Viren auch klappt, manchmal schießt das Amazonenheer der Immunitätszellen über das Ziel hinaus und greift körpereigenes Gewebe an und es resultieren autoimmunologische Erkrankungen wie rheumatoide Arthritis oder Multiple Sklerose. Hier liegen Frauen klar vorn.

Soweit vorne wie Männer in der Mathematik? Halt, Stopp, hüstelt etwas nervös die Soziologie. In diesem Fall nicht ganz zu unrecht. Entgegen jahrzehntelang propagierten Studien über die besseren mathematischen Fähigkeiten von Männern haben aktuellere Studien, an denen Frauen bzw. Mädchen vorher an einem Mathematikunterricht ohne Männer bzw. Jungen teilgenommen hatten, gleich gute Ergebnisse erzielt. Doch hier ist noch einiges im Fluss, die aktuellen Ergebnisse können noch nicht in Stein gemeißelt werden. Ob das Ergebnis ein Albtraum für Biologen wird? Oder vielleicht für Soziologen?

Auch in Träumen unterscheiden sich Männer und Frauen. Nicht nur dass Frauen sich häufiger an Träume erinnern, auch der Inhalt ist ein anderer. Bei Männern drängen sich mehr physische Aggression, Arbeit und Sexualität in das nächtliche Bewusstsein, bei Frauen geht es häufiger um Personen und Kleidung. Also auch das, was tagsüber die Geschlechter so bewegt. Bleibt noch die Frage, warum Östrogenmoleküle von Testosteron träumen. Können Moleküle überhaupt träumen? Die Quantentheorie erklärt, wie es möglich ist, dass die Schwingungen und Strahlungen von Atomen, Elementarteilchen und Molekülen in Informationen umgewandelt werden können. Von den Informationen ist es dann nur noch ein kleiner Schritt zu Bewusstsein und Traum. Jede Trennung von Geist und Materie im Sinne der klassischen Physik ist willkürlich und hat seit der Quantentheorie keine Gültigkeit mehr. Schon auf molekularer Ebene spiegelt sich wider, dass Männer und Frauen – trotz aller beschriebener Details – gar nicht so unterschiedlich sind. Die bedeutsamsten männlichen und weiblichen Sexualhormone gleichen zwei s-förmig geschwungenen Wellen, die nur im Duett existieren können. Vom Tanzpartner in diesem Duett des Lebens träumt Östrogen. Und Testosteron natürlich auch.

9.5 Was versteht man unter »biochemischer Kastration«?

Dies ist die letzte Möglichkeit in der Behandlung der quälenden Hypersexualität, meistens der des Mannes, insbesondere wenn pädophile Neigungen ganz im Vordergrund stehen. Im Gegensatz zur chirurgischen Kastration ist die biochemische voll rückbildungsfähig. Zur Anwendung kommt die Substanz Cyproteronazetat (Androcur®). Diese blockiert den Rezeptor für Testosteron, welches ausschließlich nach einer chemischen Verbindung mit diesem Rezeptor vom Zellkern aufgenommen werden kann, um die spezifische Wirkung zu entfalten. Cyproteronazetat führt zunächst zum Libido-, dann zum Erektionsverlust und schließlich zur Anorgasmie. Später wird dann auch die Spermabildung verändert.

Parallel zur »biochemischen Kastration« sollte in der Behandlung der Pädophilie immer ein psychotherapeutisches Verfahren durchgeführt werden.

Da Testosteron das Wachstum von Prostata-CA-Zellen fördert, kommt Cyproteronazetat in der Therapie dieser Krebserkrankung ebenfalls zur Anwendung.

9.6 Warum bringt Lachgas die Menschen zum Lachen?

Von allen psychoaktiven Substanzen hat Lachgas die einfachste Molekülstruktur, es besteht nur aus drei Atomen, zwei Stickstoff- und einem Sauerstoffatom. Wasser hat die Formel H_2O, Lachgas N_2O, in der chemischen Nomenklatur als Stickstoffoxid bezeichnet, früher auch Stickoxidpool genannt. Die analgetische Wirkung wurde zuerst von dem britischen Chemiker Humphrey Davis 1799 beschrieben, geriet aber zunächst in Vergessenheit. Schon in der ersten Hälfte des 19. Jahrhunderts wurde die aufheiternde Wirkung auf Jahrmärkten zum Amüsement vorgeführt. Die analgetische oder schmerzstillende Wirkung wurde erneut zufällig durch den Zahnarzt Horace Wells entdeckt, der auf einem Jahrmarkt 1844 bei einer Lachgasvorstellung beobachtete, wie ein Mann nach Inhalation des Gases nicht nur berauscht war, sondern auch von einer stark blutenden Wunde am Scheinbein keinerlei Notiz nahm. Das musste überprüft werden. Wells inhalierte selbst Lachgas und ließ sich einen Zahn ziehen. Die Wirkung war so überzeugend, dass Lachgas bei zahnärztlichen und weiteren operativen Eingriffen Standards wurde.

Lachgas führte jedoch auch zu Halluzinationen und traumhaften Erlebnissen, die nach Beendigung der Inhalation als tatsächliche Ereignisse angesehen wurden. Als die Patienten begannen, ihren Zahnarzt bzw. Chirurgen wegen eines sexuellen Übergriffes anzuzeigen, wurden Lachgasnarkosen nur noch in der Anwesenheit von dritten Personen durchgeführt. Diese Nebenwirkung und das Aufkommen gezielt wirkender Lokalanästhetika führten zum Verschwinden von Lachgas. Die Wirkungsweise ist bis heute ungeklärt.

9.7 Warum machen manche Antiallergika müde?

Das Krebshormon Histamin ist in allen menschlichen Geweben enthalten. Es wird u. a. als Folge einer allergischen Reaktion freigesetzt und führt über Aktivierung der entsprechenden Zellrezeptoren zu einer erhöhten Durchlässigkeit der kleinen Blutgefäße, was Rötung, Quaddelbildung und Juckreiz bewirken. An genau diesen Zellrezeptoren für Histamin setzen die Antihistaminika an und blockieren diese, so dass die unnatürliche Entzündungsreaktion ausbleibt. Histaminrezeptoren befinden sich jedoch auch im Gehirn. Dorthin gelangen Antihistaminika, denn die Blut-Hirn-Schranke ist niemals 100-prozentig dicht, sonst würden Drogen und Psychopharmaka überhaupt nicht wirken. Im Gehirn führt die Blockade von Histaminrezeptoren zu Müdigkeit und Gewichtszunahme, weshalb einige Antihistaminika auch gezielt als Schlaf- und Beruhigungsmittel eingesetzt werden.

Exkurs: Von wegen akademischer Schubladenzieher

Chirurgen operieren am besten mit 1,5 Promille und schnitzen sich die eigene Frau schön.

Internisten rufen stündlich bei der WHO an, auf das diese die Normalwerte für den Blutdruck noch weiter absenkt. Dann lässt sich der neueste Blutdrucksenker noch besser verschreiben.

RTL-2-Dermatologen werden demnächst Antifaltencremes für Hunde entwickeln. Wahrscheinlich tun sie es längst.

Alles Pauschalismen und gleichzeitig nicht. Über Ärzte wird viel geschrieben und gefilmt, über Apotheker verliert niemand ein Wort. Das muss ein Ende haben. Wenn er sich immer öfter wie ein Sonderpädagoge im Erwachsenenkindergarten fühlt – volles Verständnis. Wer bei ihm kauft, hat garantiert eins plus n Rückfragen, wobei n fleißig gegen Unendlich galoppiert. Eben lebensentscheidende Fragen: Verträgt sich Aspirin mit mittelaltem Gouda? Können vertikale Herausforderungen nur durch Viagra generiert werden? Sind Mittel gegen klimakterische Beschwerden wirklich klimaneutral?

In diesem Fragengewitter wäre ich als praktizierender Nervenarzt nach zwei Stunden mit den Nerven am Ende und würde mir die Einweisung ausstellen. Nicht so der Apotheker, er muss grundsätzlich anders sein, da er auch die 27. Frage nach Nebenwirkungen ernsthaft und freundlich beantwortet. Dies optimiert er in regelmäßigen Fortbildungen mit medizinisch bedeutsamen Themen:

Verkauf von Blutdrucksenkern, die im Tierversuch getestet wurden, an Tierschützer – geht das? Und wie! Wenn der Kunde erfährt, dass alle Versuchskaninchen überlebten und eine gesetzliche Krankenversicherung bekamen, wird er den Blutdrucksenker auch bei Fußpilz anwenden.

Fleischindustrie oder Pharmaindustrie – wer ist die böseste im ganzen Land? Gehe ich lieber in die Apotheke oder zum Metzger? Auch das bewegt den kritischen Konsumenten. Der schlaue Apotheker weiß: Die Macht der Bilder wird's besorgen. Wenn ein Poster zeigt, wie der Chef von Hoffmann La Roche auf einem Greenpeace Schiff aktiv ist, dann wird beim kritischen Konsumenten der neuronale Schalter umgelegt und es heißt Pille statt Wurst.

Die esoterisch aufgeladene Kundin? Auch kein Problem. Wer seiner Katze Weihwasser ins Futter träufelt, damit auch sie zur artgerechten Erleuchtung kommt, wer kurz vor dem Zubettgehen mit Nadeln die Angela-Merkel-Voodoopuppe traktiert im Glauben, damit die Flüchtlingskrise zu lösen, dem kann man auch Brennnesseltee zur Behandlung von Alzheimer andrehen.

Die anthroposophischen Bengel der Helikoptermütter. Da wird jede Zeile des Beipackzettels durchgekaut und das Ganze mit Doktor Google abgeglichen. Der Kosmos aus Absicherung hat sich geöffnet. Zuhause wird die Drehflügelmutti ins Internet gehen und weiter forschen, idealerweise auf Seiten über Antibiotikaverseuchung und Antidepressiva-Lüge.

Der einfache Problematisierungsliebhaber, der neben der »Apothekenumschau« auch »Psychologie heute« liest. Er plant schon mit 28 Jahren, wie er mit gesunder Ernährung und Yoga dem Treppenlift mit 79 Jahren zuvorkommen kann. Dabei fühlt er sich als Held, hat aber völlig vergessen, dass Helden keine Psycho- und Ratgeberzeitschriften lesen, an Yoga und gesunde Ernährung keinen Gedanken verschwenden und sich auch niemals mit einer Patientenverfügung beschäftigen würden. So viele Garstigkeiten behält der Apotheker für sich, tritt wohlwollend auf und vermittelt diesem Kunden, ein vorbildlicher Mensch zu sein.

Homöopathie – jetzt oder nie. Deren Anhänger schnuppern überall Chemie und werden beflügelt von der Sehnsucht nach Katastrophen, kurz: Das Leben ist für sie die Zumutung schlechthin.

So ganz nebenbei therapiert der Apotheker auch die Zeitgenossen, für die der Beipackzettel das maschinengeschriebene

Amen in der Kirche der Gesundheit ist. In von Beipackzetteln und Internetgesundheitsplattformen deliranten Gehirnen wiegt er Kunde und Patient in Sicherheit. Ein Geduldsathlet, der auch noch die verquersten Herausforderungen einer in Kompliziertheit verliebten Gesellschaft meistert. Chapeau!

Aus Voß, B.: Von wegen akademischer Schubladenzieher, Junge Freiheit, Ausgabe 26, 22.06.2018. Abdruck mit freundlicher Genehmigung.

9.8 Gibt es Impfstoffe in der Prävention psychischer Erkrankungen?

Zwar sind psychische Erkrankungen zum weitaus überwiegenden Teil multifaktoriell bedingt, aber da immunologische und entzündungsbedingte Aspekte bei einigen psychischen Erkrankungen durchaus eine Rolle spielen, sind Impfstoffe zur Prävention keine reine Zukunftsmusik. Für einige Suchterkrankungen oder die Alzheimer'sche Erkrankung gibt es durchaus Überlegungen dieser Art. Der Wille zu helfen und zu heilen spielt wahrscheinlich nicht die einzige Rolle. Denn Impfstoffe sind für Pharmahersteller eine Gelddruckmaschine. Im Gegensatz zu anderen Arzneimitteln, wo ein Patentschutz für 20 Jahre besteht und nach diesem Zeitraum andere Firmen dieses Medikament ohne vorherige Entwicklungskosten auf den Markt bringen können, ist das Patentrecht auf einen Impfstoff unbefristet. Des Weiteren kann ein Impfstoff ohne Budgetierung verschrieben werden und wenn der Staat einen Impfstoff empfiehlt, haftet beim nachgewiesenen Impfschaden nicht der Hersteller, sondern eben der Staat.

Exkurs: Algorithmen in der Medizin – nicht immer ein Segen

Schlossbergklinik, Berlin. 3. Februar 2023. Die Nacht verläuft ohne besondere Vorkommnisse, auch bei den kritischen Fällen gibt es keine Zwischenfälle. Alles ist ruhig.

Um 02:30 Uhr klingelt im Bereitschaftszimmer in der fünften Etage das Telefon. Andreas Mendis wird aus einem unruhigen Schlaf gerissen. »Neuaufnahme, 32 Jahre, depressive Patientin, seit Monaten krankgeschrieben, drohender Arbeitsplatzverlust«, hört er die Stimme des Pflegers aus der Notaufnahme.

Mendis ist siebenundzwanzig, hat seine Ausbildung erst vor kurzem abgeschlossen und dies ist sein erster Dienst in der psychiatrischen Klinik. Auch ohne viel Erfahrung weiß Mendis, was zu tun ist und entgegnete nur kurz »ja«, als der Pfleger fragt: »Kernspin und funktionelles Kernspin wie immer?« »Ja«, wiederholt Mendis, »so machen wir das. Bin in ein paar Minuten unten.«

Auf das Pflegeteam ist Verlass. Vorbei die Zeiten, als es bei der Blutabnahme noch hieß: »Das steht nicht in meinem Arbeitsvertrag«. Ebenso EKG, Röntgen-Thorax, psychotherapeutische Grundversorgung, Ernährungsberatung – all das wird von den Pflegern routiniert erledigt. Fast optimiert und bisweilen sogar psychopharmakologisch perfektioniert. Andreas streift sich seinen Kittel über und verlässt sein Zimmer. Das kalte Licht im Treppenhaus trifft ihn hart, und seine Augen blinzeln, um dem grellen Schein zu entgehen. Schließlich hat er das Parterre erreicht und geht vorbei am Sekretariat durch die marmorne Eingangshalle zum Büro der radiologischen und nuklearmedizinischen Abteilung. Alles ist aufgeräumt, der

Computer hochgefahren, der Schreibtisch frei von Akten oder sonstigen Dokumenten. Daten finden sich ausschließlich im Rechner. Die Patientin befindet sich bereits im Kernspintomographen, ihre zierlichen Beine schauen hilflos heraus. Nicht hilflos das Drumherum: Starke Magnetfelder bauen sich um ihr Gehirn auf und richten Moleküle und Atome in eine Richtung aus, was schließlich durch ein Störsignal unterbrochen wird, die Atome geraten kurz in Unordnung und senden beim Zurückschwingen in die vorherige Ordnung ein Signal aus. Dies wird mathematisch umgewandelt, und die Aktivität der Hirnareale wird auf diese Weise auf einem Monitor farbig sichtbar gemacht werden. In zehn Minuten hat er die ersten Bilder auf dem Schirm. Neben dem Monitor liegt eine zerlesene Ausgabe von »Neurobiologie und Therapie depressiver Erkrankungen«, erste Auflage, 2004. Fossil, denkt Andreas. Damals gab es noch die mehrwöchige Wirklatenz bei Antidepressiva. Das war zum Glück ab 2018 vorbei. Durch die Analyse der sich abbauenden Enzyme und der Identifizierung der individuell unterschiedlichen Serotonin-, Noradrenalin- und Dopaminrezeptoren und Transportermoleküle konnten erste depressive Phasen schon innerhalb von einer Woche therapiert werden. Durch die neue Technologie waren die Arbeitsunfähigkeitszeiten durch Depressionen dramatisch gesunken.

Das Aufleuchten eines blauen Lämpchens neben dem Monitor reißt ihn aus seinen Gedanken. 03:05 Uhr, die ersten Bilder sind auf dem Schirm. Andreas Mendis murmelte vor sich hin, als er die Daten betrachtete: »... temporale Hirnaktivität niedrig, die der Amygdala leicht erhöht, hippocampal deutliche Volumenabnahme beidseitig«. Er reckt sich hoch: Ein eindeutiger Befund. Derartige Befunde wiesen früher als Burnout klassifizierte Patienten auf. Wieder ein Signal aus dem Rechner, die

Anamnese des Pflegepersonals ist abrufbereit, gleichzeitig die Laboranalyse der Rezeptor- und Transportermoleküle.

Andreas Mendis beginnt leicht zu schwitzen. Ein bisschen viel Neuland, murmelt er. Jetzt fordert ihn das Programm auf, über eine Schirmmaske Fragen zur Biographie der Patientin zu beantworten. Es zeigt sich, die Daten stimmen mit der Anamnese des Pflegepersonals überein. »Das klappt perfekt«, flüstert er wieder im leisen Zwiegespräch mit sich selbst. Es zeigt sich, dass die Patientin schon aufgrund der biographischen Belastungen ein Depressionsrisiko von 70 % aufweist. Nun beginnt ein depressionssensitiver Algorithmus, die funktionellen Kernspinbilder mit den laborchemischen Ergebnissen auszuwerten. Das Ergebnis ist folgender Medikationsvorschlag: Modafinil akut 100 mg und Lisscitalopram 5 mg je einmal täglich. Mit einer Wahrscheinlichkeit von 85 % beträgt die Dauer der kompletten Symptomreduktion eine Woche.

Mendis ist überwältigt. Das geht ihm alles irgendwie zu schnell. Sollte er jetzt allein die Verantwortung übernehmen oder einen Kollegen zu Rate ziehen? Ihm fällt ein Spruch aus dem Anfang seiner Ausbildung ein: Melden macht frei. Er braucht den Hintergrunddienst eines psychiatrischen Facharztes, greift zum Telefon und berichtet über den Fall. Aufmunternd sagt der Psychiater am anderen Ende der Leitung: »Machen Sie das. Modafinil wurde zwar ursprünglich gegen Narkolepsie eingesetzt, mittlerweile hat es sich aber in Kombination mit SSRI gut als Antidepressivum etabliert. In einer Woche ist Ihre Patientin wieder fit«. Beruhigt gibt Andreas die Infos ans Pflegeteam weiter.

Eine Woche später.

Der Patientin geht es besser. »Rundumerneuert«, nennt es der Stationspfleger. Mendis geht am Computer die Pflegedokumentation durch. Entlassung heute. Mit anderen Worten: Er muss den Entlassungsbrief in Vertretung unterschreiben, dass darf vom Pflegeteam keiner. Überreste einer papierenen Bürokratie, die noch nicht von der digitalen aufgesogen worden ist.

Es ist noch vor sieben Uhr, also die ideale Zeit für einen Besuch auf der Station. Die meisten Patienten schlafen noch. Keine Patienten, keine Fragen. Alte Weisheit. Alles ist ruhig. Im voll verglasten Stationszimmer beugt er sich über das Fach mit den Entlassungen, zieht den Entlassungsbrief der genesenen Patientin heraus –*seiner* Patientin– und geht ihn noch einmal durch.

Fast lautlos nähert sich ihm von hinten die Patientin, deren Entlassungsschreiben er in Händen hält. Als er sie wahrnimmt, zuckt er vor Schreck zusammen, fängt sich aber rasch. Sein Schreck entgeht der Patientin nicht, entschuldigend lächelt sie ihn an und sagt: »Vielen Dank Herr Doktor!«

Mendis fühlt sich ertappt.

»Keine Ursache«, murmelt er verlegen. »Aber seien Sie nicht enttäuscht, ich bin kein Arzt, ich bin Sozialversicherungsfachangestellter, mein Spezialgebiet ist die Neurobiologie.«

Sie schaut ihn an, als würde sie ihn nicht verstehen. Dann lächelt sie wieder und legt ihre rechte Hand vertraulich auf seinen Unterarm. »Das macht doch nichts!« flüstert sie fast, die neue Medikamentenkombination wirkt perfekt, denkt er. Keinerlei negative Gefühle.

Andreas Mendis entspannt sich und lächelt ebenfalls. Ihm ist klar, sie wird ihre Arbeit wieder mit positiven Gefühlen beginnen und das Leben in den Griff kriegen.

Aus Voß, B.: Algorithmen, Neuro aktuell, Ausgabe 11, 2017. Abdruck mit freundlicher Genehmigung.

Quellen und weiterführende Literatur

Anghelescu, I.-G.: Vitamine bei Depression, Demenz und Co? Der Neurologe und Psychiater 2015; 2016 (6)

Bandelow, B., Falkai, P., Gruber, O.: Kurzlehrbuch Psychiatrie, Springer 2012

Bankl, H.: Viele Wege führten in die Ewigkeit, Verlag für medizinische Wissenschaften Wilhelm Maudrich 1992

Bauer, M.: Neurobiologie und Therapie depressiver Erkrankungen, 4. Auflage, UNI-MED 2013

Benkert, O., Hipius, H.: Kompendium der psychiatrischen Pharmakotherapie, Springer 2014

Bschor, T., Nordhues, P.: Neuroleptika führen zu Hirnatrophie, Arzneiverordnungen in der Praxis, Oktober 2015

Bschor, T.: Antidepressiva, Südwest 2018

Dreher, J.: Psychopharmakotherapie griffbereit, 2. Auflage, Schattauer 2016

Edzard, E.: Hilft Lavendel gegen Angst?, Ratgeber Alternativmedizin, Nov. 2010

Eschle, D.: Koffein als analytisches Adjurans, Der Neurologe und Psychiater, 2016, 17 (7–8)

Fukuyama, F.: Das Ende des Menschen, dtv 2004

Griesinger, W.: Die Pathologie und Therapie der psychischen Krankheiten, für Ärzte und Studierende. Verlag von Adolph Krabbe, 1845

Hartmann, K.: Impfen, bis der Arzt kommt, Herbigs 2012

Holzboer, F., Gründer, G., Benkert, U.: Handbuch der Psychopharmakotherapie, Springer 2008

Houellebecq, M.: Serotonin, Dumont 2019

Jung, B.: Von der Passion Christi zur modernen Arzneipflanze, Pharmazeutische Zeitung, Ausgabe 43/2010

Jurk, Ch.: Der niedergeschlagene Mensch, Westfälisches Dampfboot 2008

Kettner, M. (Hg.): Wunscherfüllende Medizin, Campus 2009

Kramer, P.D.: Glück auf Rezept, Kösel 1995

Linde, O.K.: Pharmakopsychiatrie im Wandel der Zeit, Tiliar-Verlag 1988

Mender, M.: »1798« oder zur Geschichte von ADHS bei Erwachsenen, Univers 2011
Menges, M.A.: A second report on the Therapeutics of Heroin, New York Medical Journal 71/75 (1900), S. 82 f.
Rätsch, Chr.: Enzyklopädie der psychoaktiven Pflanzen, AT 2013
Richter, R.: Trauer ist keine psychische Krankheit, Pressemitteilung der Bundespsychotherapeutenkammer, Berlin 17.05.2013
Snyder, S.H.: Chemie der Psyche, Spektrum 1989
Stahl, M.: Psychopharmakologie der Antidepressiva, Martin Lunitz 1999
Stuckrad-Barre, B. v.: Panikherz, Kiepenheuer & Witsch 2016
Szasz, T.S.: Schizophrenie. Das heilige Symbol der Psychiatrie, S. Fischer 1982
Thome, J.: Molekulare Psychiatrie, Huber 2005
Thorwald, J.: Das Jahrhundert der Chirurgen, Kuzur 1989
Vermes, T.: Er ist wieder da, Eichborn 2012
Voß, B.: Die Ursache, Deutsches Ärzteblatt, Ausgabe 45, 2013
Voß, B.: Vereinbarkeitswahn – Beruf und Familie (und vieles mehr) müssen vereinbar sein, Neuro aktuell, Ausgabe 5, 2014
Voß, B.: Burn-Out-Innenansichten, Deutsches Ärzteblatt, Ausgabe 8, 2014
Voß, B.: Krank ist anders, Deutsches Ärzteblatt, Ausgabe 49, Dezember 2014
Voß, B.: Deutschland auf dem Weg in die Anstalt, Solibro 2015
Voß, B.: Vermessen – Quantified Self, Deutsches Ärzteblatt, Ausgabe 14, April 2016
Voß, B.: Jede Epoche hat ihren Firlefanz, Junge Freiheit, Ausgabe 41, 07.10.2016
Voß, B.: Beobachtungsgabe oder wie diagnostiziert man eine Demenz in fünf Sekunden?, Wirtschaftsmagazin für den Nervenarzt, Nr. 4(22)/2017: S. 36
Voß, B.: Algorithmen, Neuro aktuell, Ausgabe 11, 2017
Voß, B.: Von wegen akademische Schubladenzieher, Junge Freiheit, Nr. 26, 22.06.2018
Voß, B.: Ehezwist zwischen Justiz und Medizin, Junge Freiheit, Nr. 48, 23.11.2018
Voß, B.: Neurologie und Psychiatrie für Heilpraktiker, Adlerstein Verlag, 2019

Internetquellen

Zu Albert Hofmann (▸ Kap. 5.19): https://de.wikipedia.org/wiki/Albert_Hofmann (Zugriff am 03.01.2020)

Zu Jean Nicot (▸ Kap. 5.14): https://de.wikipedia.org/wiki/Jean_Nicot (Zugriff am 03.01.2020)

Sachwortregister

W

Z